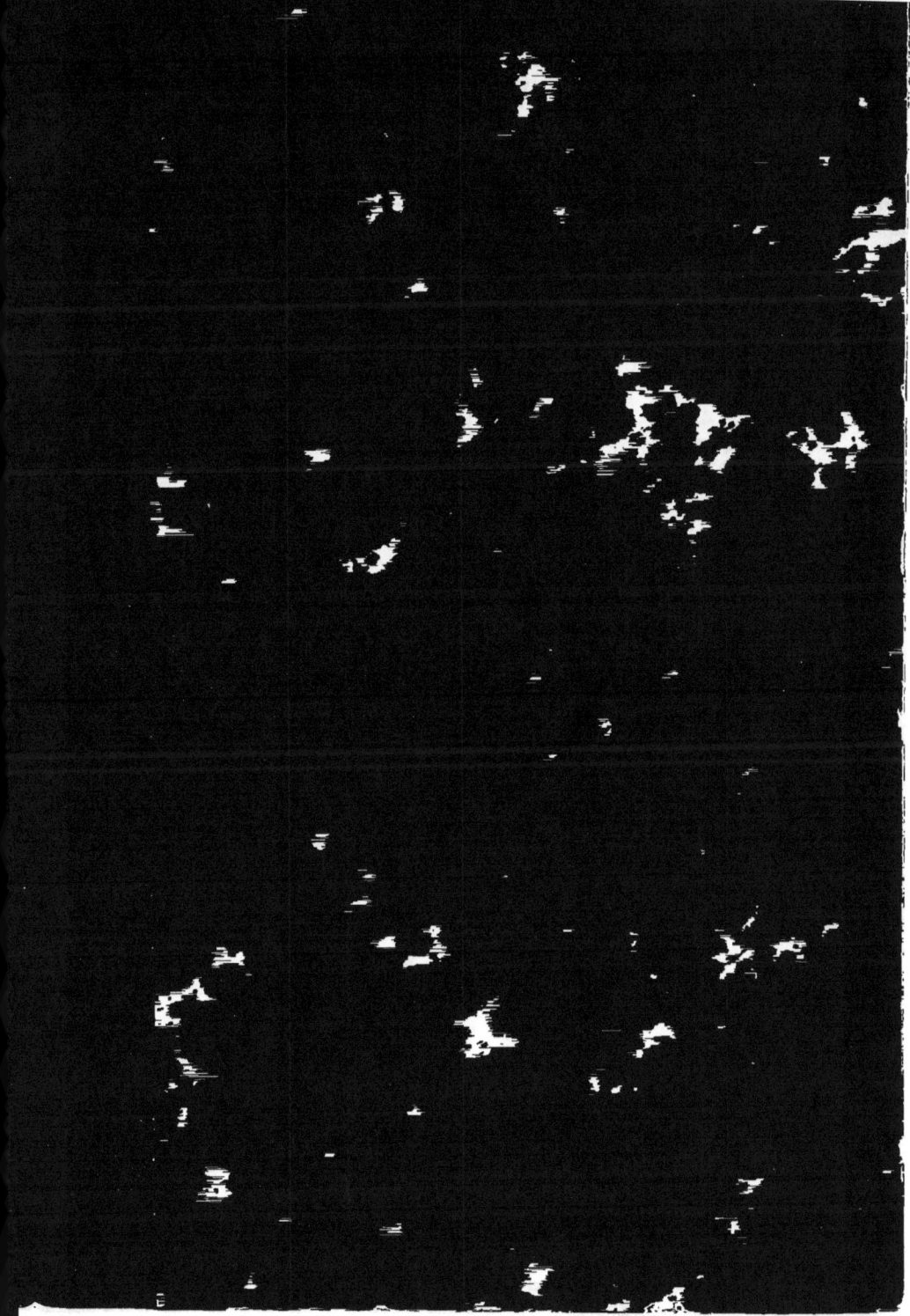

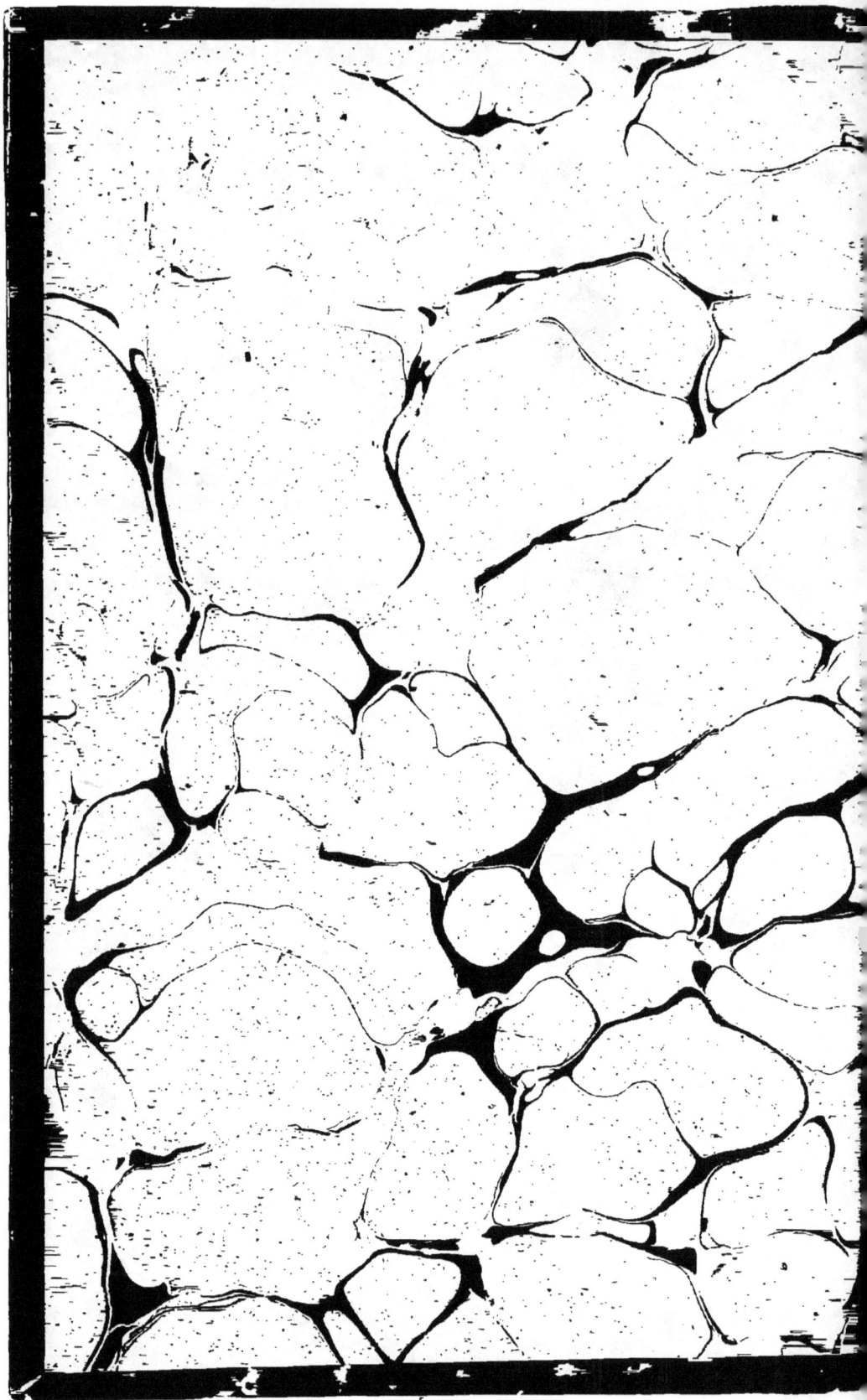

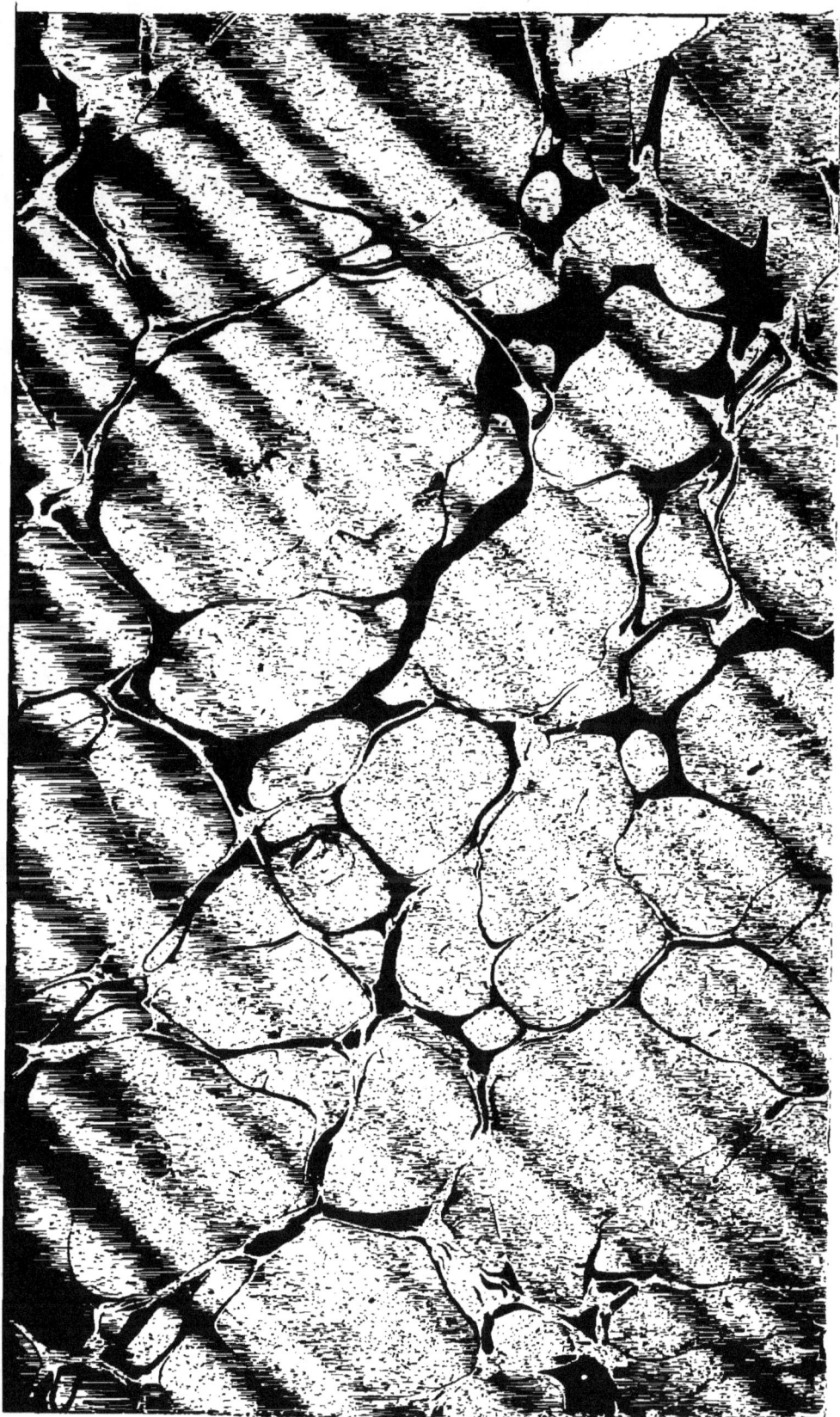

...SCIENTIFIQUE UNIVERSEL...

CE

MANGE

ARTS

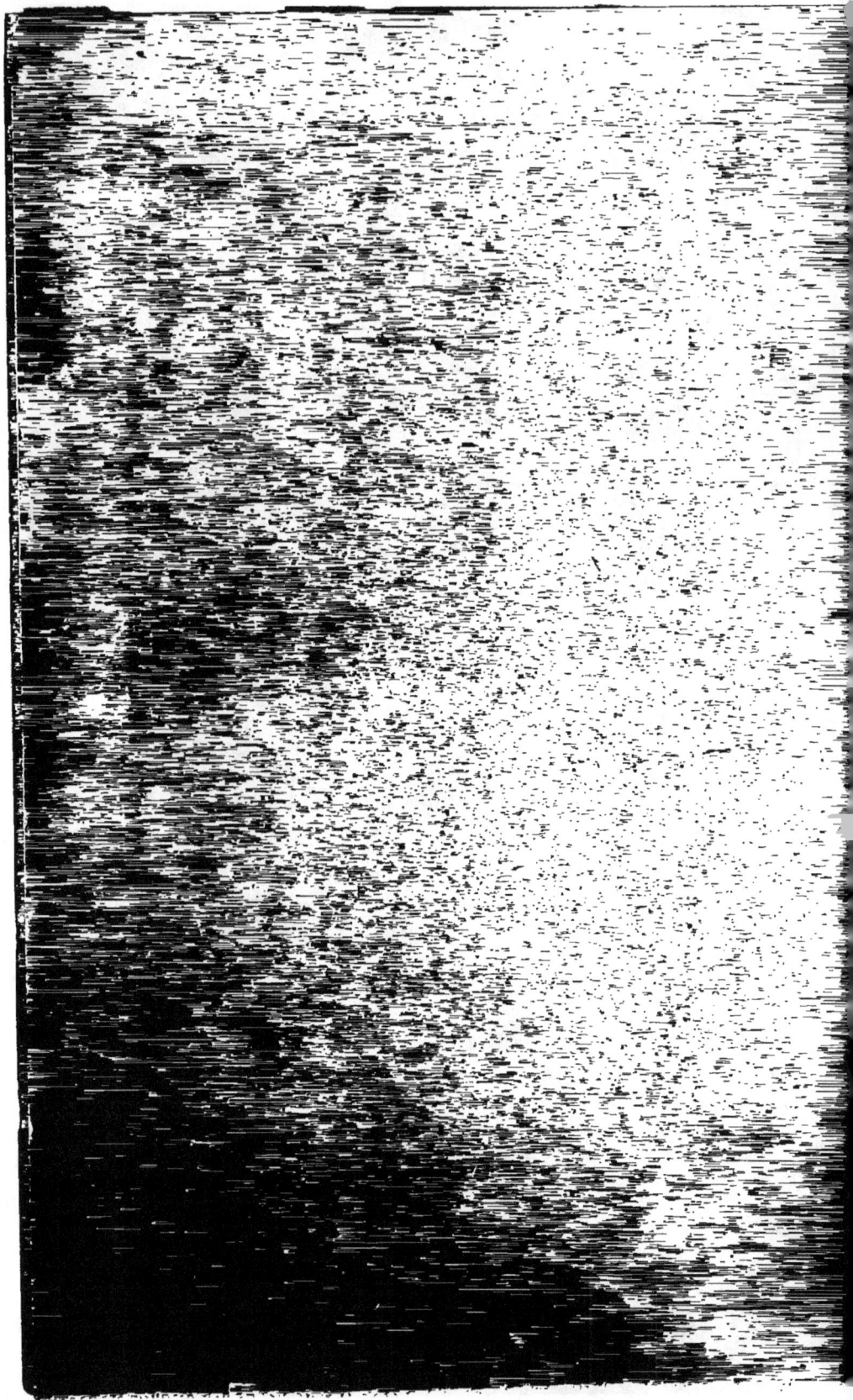

CE QU'ON MANGE

A PARIS

8° Z Le Senne 3/15

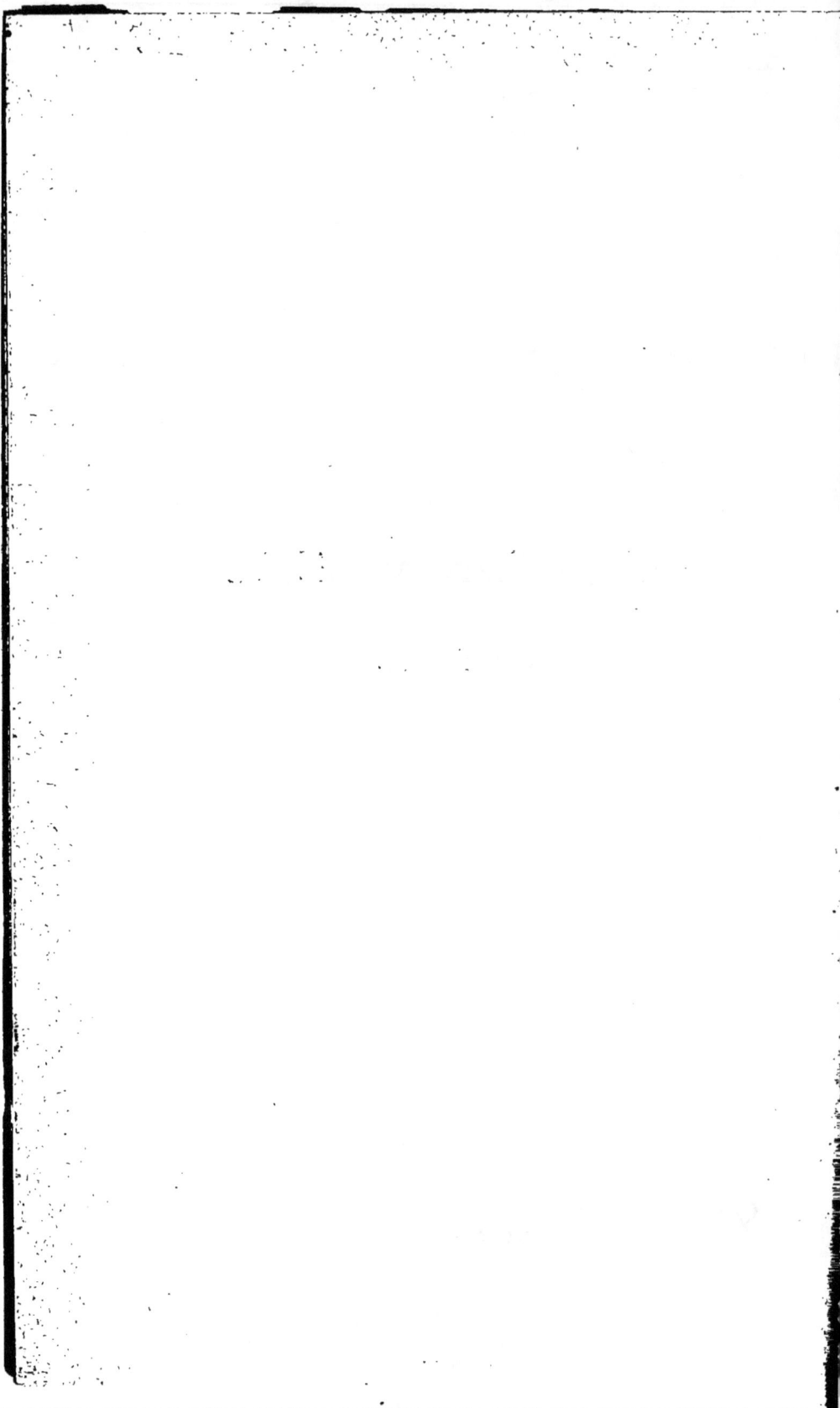

PIERRE DELCOURT

Ce qu'on mange

A PARIS

Rien ne se perd, tout se transforme !

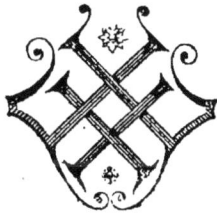

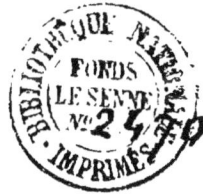

PARIS

A LA LIBRAIRIE ILLUSTRÉE

7, RUE DU CROISSANT, 7

—

Tous droits réservés.

PRÉAMBULE

Rien ne se perd, tout se transforme !

Cet axiome, qui résume toutes les philosophies, est compris, depuis longtemps, dans sa plus large acception, par un· grand nombre d'industriels parisiens, lesquels ont presque résolu le problème d'en faire l'application générale.

Il est vrai que ceux-ci n'ont cure de l'idée philosophique ; ils se bornent, fort prosaïquement, à transformer matériellement, et sans la moindre pudeur, les innombrables produits alimentaires ou autres qui ont cessé de plaire ou d'être utilisables.

Fort ingénieux dans l'art de la transforma-

tion, ils étonnent sans cesse la chimie moderne par leurs contre-découvertes, et ont engagé, depuis longtemps, avec les directeurs de laboratoires, une lutte des plus intéressantes.

Notre époque est toute de progrès, les idées s'élargissent, les procédés prennent de vastes proportions; on ne daigne plus croupir dans l'antique routine. Aussi, les industriels transformateurs de nos productions alimentaires opèrent-ils en grand.

On ne rencontre plus aujourd'hui, qu'à l'état d'exception, l'humble falsificateur, travaillant sur un modeste produit, et lui donnant bien ou mal une couleur alléchante. Des usines se sont élevées, où l'on fabrique largement une alimentation, servie pour la deuxième fois, aux innombrables estomacs parisiens, que prétendent satisfaire les non moins nombreux restaurants à bas prix.

Foule de produits hybrides sont catalogués de façon judicieuse et débités par l'entremise de courtiers; le petit marchand n'a plus besoin de

travailler *lui-même. On le sert à point, au
mieux de ses intérêts, et la concurrence s'en
est mêlée ; c'est à qui, parmi les fabricants
d'alimentation, vendra le moins cher et tortu-
rera le mieux les restes de cuisine.*

On demeure plongé dans une immense stupéfaction devant l'ingéniosité de certains chimistes *et le profit qu'ils sont parvenus à tirer
d'éléments auxquels, en bonne justice, on ne
pouvait accorder une source d'alimentation.
Aussi, pouvons-nous regarder anxieusement
dans l'avenir, et frémir à la pensée de ce que
nos arrière-neveux mangeront et boiront, si la
falsification suit une marche progressive, con-
forme aux proportions actuelles.*

*Il nous serait impossible en ce seul volume de
débiter la tromperie par le menu ; nous avons
fait une sélection, choisissant les produits les
plus communément employés comme* alimentation *ou pour* l'usage domestique. *Au surplus,
cela seul intéresse la masse des consommateurs,
qui n'apportent qu'une attention médiocre à la*

façon dont peuvent être mal préparés des ingré-
dients d'usage spécial.

C'est en raison de cette division dans les pro-
duits falsifiés que nous avons cru rationnel de
partager ce volume en deux parties :

La première, traitant des produits alimentaires ;

La seconde ayant rapport aux produits do-
mestiques.

PREMIÈRE PARTIE

———

PRODUITS ALIMENTAIRES

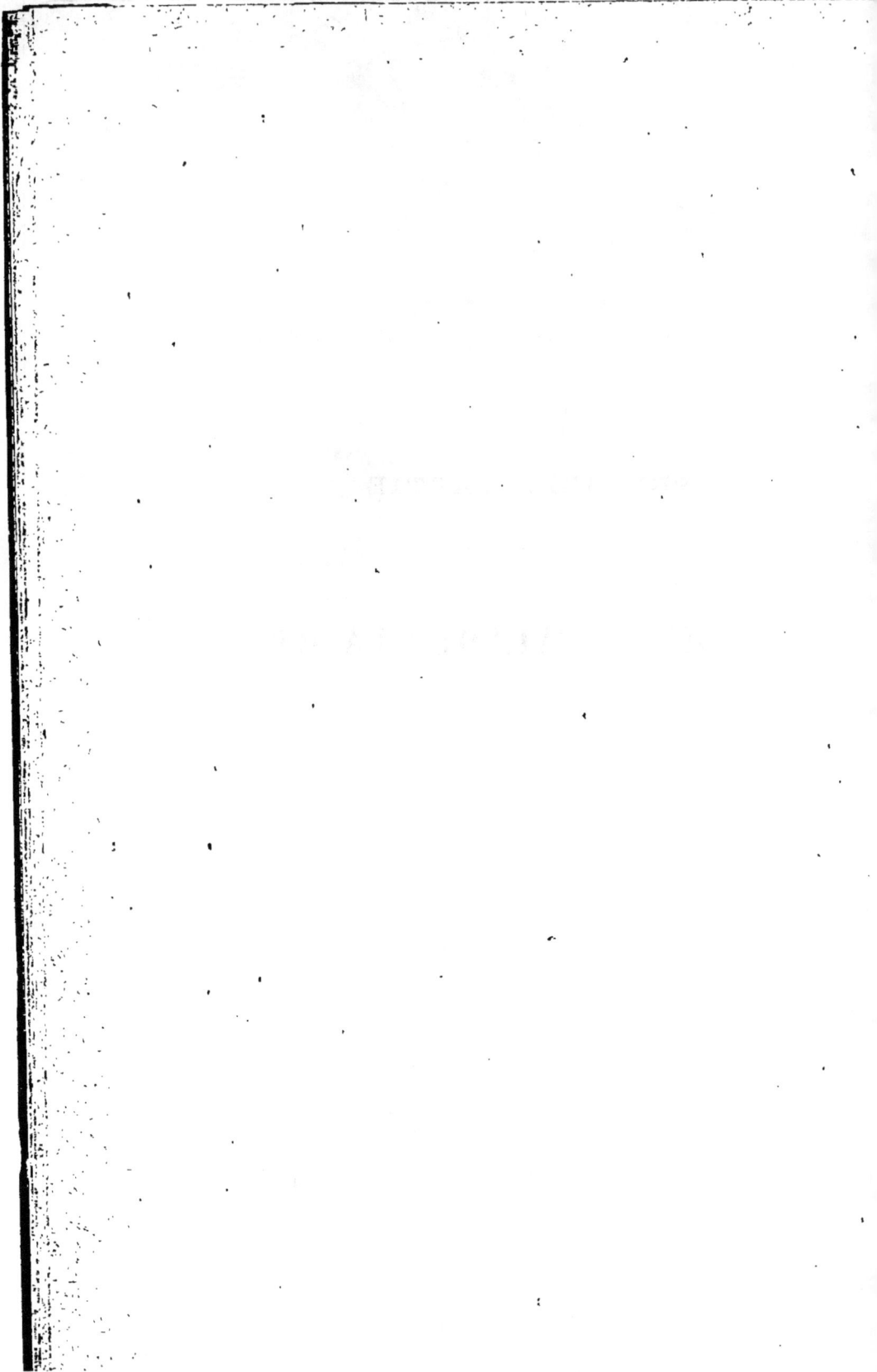

LIVRE PREMIER

VIANDES ET COMESTIBLES — PAIN — PATISSERIE
& CONFISERIE
ÉPICERIE — FRUITERIE — LÉGUMES

CHAPITRE PREMIER

VIANDES ET COMESTIBLES

*Boucherie. — Charcuterie. — Comestibles.
Poissons.*

BOUCHERIE

Le service d'inspection aux abattoirs et aux halles et marchés a beau s'ingénier à réprimer la fraude sur les viandes *fraîches,* il n'y peut complètement parvenir.

Il est, en effet, difficile de convaincre le propriétaire d'un animal, mort de maladie, qu'il a pour premier devoir d'enfouir sa bête

au lieu de la vendre pour la consommation.
Le susdit propriétaire hausserait bien haut les
épaules à une idée si fantaisiste, au cas, bien
improbable, où on l'exprimerait devant lui.

Un animal mangeable doit être mangé; tel
est l'axiome de tout éleveur. Hâtons-nous
d'ajouter qu'il ne manque jamais, à Paris,
d'industriels prêts à le corroborer en aidant
à le mettre en pratique.

Aussi, qu'une bête meure de *phtisie*, de
cachexie aqueuse, de la *clavelée*, de *ladrerie*,
de la *rage*, du *farcin*, de la *morve*, de la *fièvre
charbonneuse* ou *typhoïde*, que cette bête
s'appelle bœuf, veau, cheval, mouton ou porc,
qu'elle soit volaille ou gibier, lesdits industriels parisiens savent toujours en débarrasser
à temps le propriétaire.

Le menu fretin se débite aisément, et
nombreux sont les marchands de comestibles
ou de volailles ayant toujours à la disposition
des bourses légères, ou d'un naïf, une belle
pièce parfaitement avariée, mais agréablement
préparée... pour quelques heures. La méthode
est simple; à cet effet, l'acide sulfureux, les

phénols, l'acide salicylique, le borax ou le salpêtre, le tout au choix et ingénieusement employé, agrémentent la marchandise de la
meilleure façon. Le client satisfait paye et s'en
va manger un produit où la composition chimique fait une sérieuse concurrence à la décomposition animale.

Pour la viande *dite de boucherie*, l'initiative
privée a fait place à l'entreprise. Il s'est formé
des sociétés, sans commandite, qui exploitent
sur une vaste échelle l'animal mort de maladie, l'introduisent tout débité dans Paris, en
payant scrupuleusement les droits d'octroi au
paterne gabelou, et le débitent aux restaurants
à 90 centimes et même au-dessus.

Les *animaux malades* sont triés hors de
Paris, réunis en un lieu choisi où on les abat
pour les y débiter ensuite. Leur viande est
immédiatement *rafraîchie* par l'un des procédés indiqués plus haut.

CHARCUTERIE

Mais, si l'industrie de la *viande fraîche* n'atteint pas d'énormes proportions, il en est autrement pour celle de la viande cuite ou préparée. La charcuterie nous en est un exemple touchant.

S'imagine-t-on qu'on vend actuellement à Paris plus d'un *million* de kilogrammes de charcuteries? Aussi les rebuts de tout ordre vont-ils se fondre dans l'immense creuset où se manipule une aussi gigantesque production alimentaire.

Point de viandes gâtées en charcuterie; le feu les purifie! Là, un touchant éclectisme réunit les productions les plus hybrides: le cheval se transforme en porc, pour la confection des pâtés, des saucissons et des saucisses; le cochon affecté de ladrerie se débite sans qu'on ait souci des désordres que provoquera la digestion de sa viande dans les estomacs parisiens ; les sangs les plus variés servent à la confection des boudins.

Les *saucisses* sont fabriquées avec plus de gras que de maigre ; on les colore ensuite en rose avec de la fuchsine. Et, comme cette graisse forme déchet à la cuisson, on forme l'appoint par de la mie de pain ou de la fécule ; la marchandise conserve ainsi son volume. Certains débitants, plus âpres au gain, vont même jusqu'à remplacer la mie de pain ou la fécule par de la *colle de pâte,* faite non pas même avec de la farine de froment, mais avec de l'amidon et colorée par le procédé cité plus haut. On a trouvé des saucisses contenant 67 p. 100 de ce produit, qui s'éloigne beaucoup de la viande de porc. Et dire que d'aucuns ont peut-être trouvé excellentes lesdites saucisses !

Certaines belles couleurs des *jambons* sont dues à leur enveloppe de toile, imprégnée d'une matière colorante jaune qu'on a reconnue être du *chromate de plomb ;* d'aucuns jambons sont même *traités à la créosote.*

D'autres charcuteries sont enjolivées de graisses colorées à la *fuchsine*, ou en vert à *l'arsénite de cuivre*.

Nous ne parlerons que pour mémoire de la *Mortadella*, dite de *Bologne*, dont la production est fort utile à l'écoulement des viandes de chevaux morts de maladie.

Les *galantines truffées* ne sont qu'un mélange de porc et de veau ; quant à la truffe, on la remplace tranquillement par une tranche de pomme de terre, noircie au perchlorure de fer et au tannin.

Le *fromage d'Italie* se fait plus simplement encore : les raclures de magasin suffisent amplement à sa fabrication.

Les *pâtés !* Ah ! qui analysera jamais complètement le pâté parisien ! qui saura reconnaître dans sa viande, hachée menu ou coupée en minces tranches, l'animal sain de la bête pourrie de maladie ! la chair du rat de celle du lapin ! les résidus les plus fantastiques des cuisines parisiennes !

Le pâté est passé au four, les épices dont on l'a saupoudré flattent agréablement le palais et couvrent la marchandise ; l'honneur est sauf !

Au reste, la conversation suivante, sténographiée, entre un charcutier et les membres d'une commission d'hygiène, venus visiter son établissement, clôturera, mieux que quelque exemple nouveau, cet aperçu, *modeste,* des manipulations charcutières.

— Où jetez-vous vos résidus? demanda un membre, fort étonné, son inspection terminée, de ne point trouver de détritus.

— Mes résidus? fit le charcutier, au comble de la stupéfaction.

— Oui.

— Je n'en ai pas.

— Comment?... vous n'avez pas de détritus?

— Non, monsieur, dans la charcuterie, *rien ne se perd !... tout sert !...* cela augmente d'autant nos profits !

Un autre charcutier, interrogé à propos de

1.

l'usure du billot de bois sur lequel se hachaient
ses viandes, répondit cyniquement :

— Vous me demandez si j'en use souvent?...
malheureusement pas assez !

— Pourquoi ?

— Parce que la hachure du bois augmente
d'autant ma marchandise!... je voudrais user
un billot par jour !

On peut juger, par ce léger aperçu, du
temps relativement court que mettent les estomacs parisiens à absorber un billot de charcutier.

COMESTIBLES

Il est telles usines, véritables fabriques d'a-
limentation, dont quelques-unes existent hors
barrières, entre Clichy-la-Garenne et Pantin,
où la confection du comestible ou de ses sous-
produits constitue un art véritable.

Dans ces officines, on élabore, par les moyens les plus scientifiques, des compositions très variées qui font la fortune du fabricant d'abord, et des restaurants à prix minime ensuite : petits bouillons, crèmeries, californies modernes, marchands de soupe au rabais, friteries, tartines borgnes, vendeurs louches de comestibles, épiciers à bon marché, etc.

Là, se fabriquent, en quantités mirifiques, les *quenelles* destinées au vol-au-vent, et vendues quotidiennement, toutes prêtes, *avec leur sauce,* à la foule innombrable des gargotiers, qui débitent des bouchées à la reine dans les prix extra-doux.

Ces quenelles se confectionnent avec du poisson, du lait et de la mie de pain... en principe.

Dans l'application, le poisson n'est autre que les restes, avariés ou non, *cuits* ou crus, des cuisines parisiennes, restes recueillis par tombereaux, chaque jour, et mêlés à toutes espèces de résidus culinaires. A l'usine, on les sépare de ces derniers.

Il passent à l'épuration dans des chaudières, sont ensuite pilés et deviennent *poisson frais;* le lait n'est autre chose que le mélange, clarifié d'eau, *d'un peu* de lait et des innombrables cervelles des animaux malsains, menés chaque jour chez les équarrisseurs parisiens ; quant à la mie de pain, c'est bien réellement de la mie du pain... ramassée chaque matin à l'office des restaurants et autres établissements culinaires. On détrempe ces croûtes, dont on fait une pâte, fort utile pour donner de la consistance aux quenelles.

Telle est la méthode employée pour la fabrication de ce mets délicat, et toujours savoureux aux palais de celui qui les mange avec componction, dans les établissements à bon marché !

Les *pâtés de foie* ordinaire sortent de ces officines transformés en pâtés de foie gras, et ce à l'aide du *borax* ou de *l'acide salicylique*. Du taffetas de soie noir *haché*, et habilement disséminé dans l'intérieur du foie représente agréablement la truffe.

Le *homard en conserve* n'arrive à cet état qu'à la suite d'une curieuse métamorphose ; précédemment sa qualité de homard, il possédait celle plus réelle de poulpe, d'encornet, de seiche ou de crabe. Il se vend aisément ainsi transformé, dans des boîtes de fer-blanc recouvertes d'une magnifique étiquette. Que de gens ont haussé les épaules à la pensée de payer quatre ou cinq francs un homard vivant, quand ils ont le même, *conservé*, pour *vingt-deux sous !*

Mais, passons aux *escargots*, qui, toujours dans les usines dont nous parlons, naissent des poumons de chevaux ou de bœuf. Frits, placés dans de vieilles coquilles émolliées, recouverts de margarine et d'ail, ils deviennent *escargots de Bourgogne* d'excellente qualité.

D'aucuns, de qualité supérieure, sont faits avec du foie ordinaire ; ce sont les escargots des gourmets.

Les *crêtes de coq*, découpées artistement dans les membranes de l'intestin du porc, se débitent également en assez grande quantité ; elles sont néanmoins considérées comme objet de luxe, et vont principalement dans les restaurants à prix fixe, où, pour une somme dépassant vingt-deux sous, on sert au client affamé une quantité prodigieuse de plats.

Les *tripes* ont permis enfin d'utiliser un produit animal qui, malgré les recherches ardues de ses propriétaires, n'avait encore pu être objet de rapport ; nous voulons parler des utérus de vaches ou de juments, et des tétines. Découpées à la mécanique, savamment fraisées et tordues, ces parties de vaches ou de juments ont été détournées de leur véritable destination et transformées en tripes qu'on sert à la mode de Caen.

TRUFFES

Croire que les chimistes, attachés aux susdites fabriques d'alimentation ont oublié la

truffe, serait méconnaître leur haute ingéniosité. Plus de rondelles de caoutchouc noirci
ou de taffetas durci, foin des morceaux de
cuir émollié; de la pomme de terre grillée,
aromatisée ensuite avec des éthers... et voici
une excellente truffe.

Ce produit s'écoule d'une façon vertigi-
neuse.

POISSON

Le poisson n'a encore pu être fabriqué artificiellement; sans doute on arrivera à per-
fectionner l'outillage nécessaire à produire
une telle transformation. En attendant, on le
soigne avec sollicitude jusqu'à sa plus com-
plète décomposition.

Quand la glace ou le *borax* ne suffisent
plus à le conserver, lorsque le marchand voit
avec inquiétude une belle pièce dépérir à vue
d'œil et de nez, il l'injecte, à la façon des

corps humains qu'on veut embaumer, par le moyen *des sels de zinc, d'alumine*, etc. Il rétablit son brillant en le frottant avec de la *vaseline* et colore ses ouïes avec du sang frais ou de l'*éosine*, matière dérivée de la houille.

Cette matière sert également à teindre les crevettes crues et à leur donner la couleur des crevettes rouges.

Comme il faut un mois environ pour verdir les huîtres, dans les petits parcs à cet usage, certains spéculateurs, pressés par les demandes, n'hésitent pas à *colorer l'huître en vert* par un moyen factice !

La coloration en vert de l'huître nous paraît être une des découvertes les plus ingénieuses de l'époque.

CHAPITRE II

PAIN ET FARINE

Pain. — Pâtes alimentaires. — Blé.
Farines. — Son.

PAIN

Les mauvaises farines se vendent, à l'instar des mauvaises viandes, et, les boulangers qui les achètent doivent donner libre carrière à leur imagination pour en tirer, sans préjudice, un pain de bonne qualité.

Le moindre inconvénient, dans la fraude du pain, est l'emploi d'un excédent d'eau dans la pâte; le pain pèse plus lourd, mais il se moisit vite. Qu'importe au boulanger, sa vente faite!

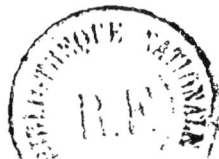

Ce dernier est relativement honnête, ne trompant presque que sur le poids ; d'aucuns, pour compenser l'usage de leurs farines avariées, mêlent à celles-ci quelques produits dont voici la nomenclature : *alun, sulfate de zinc, sulfate de cuivre, carbonate d'ammoniaque, carbonate ou bicarbonate de potasse, carbonate de magnésie, craie, terre de pipe, borax, plâtre, albâtre en poudre, fécule de pomme de terre, salep, poudre d'iris de Florence, farines de féveroles, d'orge, de maïs*, etc.

Un boulanger avait même eu l'idée ingénieuse d'employer des *sels de morue*, en remplacement de sel marin ; il manipulait ses farines avec une telle désinvolture qu'on a trouvé dans sa pâte des *têtes de sardines et des écailles de poissons !*

D'aucuns confectionnent leur pain avec des farines de blé dont le gluten est altéré, et y mélangent de la farine de seigle.

Des fantaisistes ont même essayé de fabriquer du pain avec des poudres de *chiendent*, de *betterave*, de *lichen;* de la *fécule de pomme de terre;* de la *farine de châtaignes;* des *tourteaux*

de lin! Ces essais n'ont que peu réussi. Il ne
faut pas néanmoins désespérer de l'avenir, et
nul doute que M. Girard, l'habile directeur du
laboratoire municipal de Paris, n'arrive à des
découvertes surprenantes dans cet ordre de
la confection panifère.

En attendant, il n'est pas jusqu'au pain de
seigle, ô Parisiens, qui ne subisse sa petite
falsification par l'addition de *farine de graine
de lin*.

Les boulangers parisiens qui, eux également,
n'aiment point à laisser perdre la marchandise, savent utiliser les déchets. C'est
ainsi que les croûtes pour potages se font
avec les résidus de pain, dont on taille la
croûte, qu'on grille ensuite dans un four ; les
miettes, broyées après, servent pour les gratins et les chapelures.

Et, comme les restants de pain des boulangeries ne suffiraient pas à la confection quotidienne des plats gratinés ou des pièces chapelurées, certains spécialistes recueillent les
résidus provenant des réfectoires de collège,
de couvents, etc., et les livrent aux boulangers,

qui en opèrent la transformation, à la façon indiquée plus haut.

La confection du pain donne lieu, non seulement aux falsifications individuelles que nous venons de signaler, mais encore elle a suggéré l'idée d'une immense entreprise à certains spéculateurs qui ont procédé de la manière suivante, il y a quelques années à peine.

Des membres d'un parlement, d'anciens ministres, quelques fonctionnaires se réunirent en Société, achetèrent à l'administration militaire de leur pays le stock des vieux biscuits, emmagasinés depuis quinze ans dans les manutentions, et débarrassèrent le marché de toutes les farines avariées, quelle que fut leur nature.

Cet approvisionnement terminé, ladite Société fit broyer les vieux biscuits, mélanger la poudre, provenant de cette opération, avec ses farines avariées, et... demanda la concession de la fourniture du pain de munition à une partie de l'armée. Elle l'obtint!... et fabriqua aussitôt ce pain à l'aide de cette composition!

Le résultat d'une telle alimentation ne se fit pas attendre : de violentes épidémies de fièvre typhoïde s'abattirent sur les malheureux soldats ainsi nourris.

L'administration militaire, stupéfaite, procéda à une enquête immédiate ; on analysa le pain, et, la fourniture en fut retirée aussitôt, mais sans bruit, à la peu scrupuleuse Société.

C'était une perte sèche de 14 à 16 millions pour celle-ci qui avisa aux moyens de rattraper une partie du capital, aussi avarié que les farines ; un malin de la bande eut une idée géniale, à la suite de laquelle, peu de temps après, l'*Agence Havas* informait ses correspondants que l'armée turque était violemment décimée par la fièvre typhoïde.

L'ingénieuse Société avait vendu ses farines au gouvernement turc !

Et voilà peut-être une des causes ayant retardé l'explosion du conflit bulgaro-russe, l'armée turque n'étant plus en état de fonctionner !

Nous tairons le nom du pays où ces intelligents opérateurs ont pris naissance; disons simplement qu'il est très peu éloigné du nôtre.

PATES ALIMENTAIRES

Les industriels qui opèrent sur les pâtes alimentaires ne se mettent pas autant en frais d'imagination. Ils se bornent à remplacer la farine de froment par d'autre, de qualité inférieure, et à colorer la pâte ainsi fabriquée avec du *safran*, du *curcuma* ou du *rocou*.

Certains emploient des couleurs artificielles, telles que la *phosphine*, la *safranine* ou l'*acide picrique;* en cela consiste la seule différence dans l'opération.

BLÉ

Plus le blé est *coulant,* meilleur il est.
Aussi emploie-t-on le truc suivant pour lui

donner belle apparence : on le *graisse*, au moyen
d'une pelle frottée à l'huile, avec laquelle
on le remue. Le blé ainsi *graissé* devient plus
brillant, il a plus de masse et augmente de
valeur.

D'aucuns vendent des blés en sacs, beaux
à la surface et de qualité inférieure au-dessous ;
d'autres enfin mélangent à leurs marchandises
foule de graines qui n'ont que des rapports très
éloignés avec le froment.

FARINES

Les farines sont largement sophistiquées,
aux manières suivantes :

Farine de blé. — La principale falsification
est celle qui consiste à y mêler des farines de
féverolles, de *lentilles*, de *vesces*, de *pois*.

Farine de lin. — Le commerce la livre au public, additionnée savamment de *tourteaux de*

lin, de *sciure de bois*, de *son*, de *farines d'orge*
ou de *maïs*, de *carbonate de chaux*, de *marne*,
d'*ocre jaune*.

Et dire que des cataplasmes de farine de lin,
composés de tels mélanges, sont souvent
appliqués à des malades !

Farine de maïs. — On se borne à l'adultérer
au moyen de *fécule de pommes de terre*, méthode aussi simple que peu coûteuse.

Farine de moutarde. — La composition artificielle ou sophistiquée de cette dernière est
plus compliquée. Il y entre, en effet, des
farines d'orge, de *féverolles*, de *blé* et de *maïs*;
des *tourteaux de navette*, de *colza* et de *lin*;
du *curcuma*, de la *graine de sinapis*, de *l'ocre
jaune* et du *gypse*.

Farine d'orge. — Mélangée quelquefois avec
du *carbonate de chaux*.

Farine de riz. — Les farines de *maïs*, de
sarrasin et de *légumineuses* entrent pour beaucoup dans sa composition.

Farine de seigle. — Est falsifiée à l'aide de la *farine de lin.*

SON

Nous terminerons par le son, qu'on mélange sans pudeur avec de la *sciure de bois*, du *sable*, des *criblures* ou des *matières terreuses.* La méthode est simple, comme on en peut juger.

CHAPITRE II

BONBONS

La chimie vient puissamment en aide aux confiseurs pour la manipulation de leurs sucreries.

C'est ainsi que les dragées sont confectionnées avec de vieilles amandes rancies, recouvertes d'une composition dans laquelle le sucre se mêle, pour une faible part, à l'*amidon*, au *plâtre blanc* ou l'*argile blanche*.

D'autres sucreries sont additionnées de *chaux*, de *sulfate de baryte*, de *vert-de-gris*, d'*étain* ou d'*arsénite*.

Pour les colorer, on emploie avec usure, en dépit de toutes les ordonnances de police, les substances minérales les plus dangereuses, telles que : *chromate de potasse, minium, bleu de cobalt, blanc de céruse, bronze de cuivre*, etc.

BISCUITS, MACARONS, ETC.

Les biscuits, dits de Reims, présentent d'autant plus de profit au fabricant que celui-ci sait donner plus de volume à la masse, et, obtenir un plus grand nombre de biscuits avec une même quantité de matière. Pour cela, il faut y développer les *yeux*, c'est-à-dire les vides, et les industriels qui nous débitent cette marchandise ont trouvé dans l'emploi du *carbonate d'ammoniaque* un ingrédient fort utile à leurs intérêts.

D'autres, plus âpres au gain, mêlent insoucieusement à leur pâte de la sciure de bois et graissent le tout avec de la *vaseline* en guise de beurre.

Les macarons sont levés à l'aide du *bicarbonate de soude*.

Certains pâtissiers font usage d'amandes amères pour mieux faire lever la pâte, et colorent leur marchandise avec du *chromate de plomb*.

D'autres, dans la confection du pain d'épice, mêlent savamment la *potasse* ou le *savon* à la farine, ce qui constitue un mélange assez bizarre dont on se régale néanmoins pour la modique somme de dix centimes.

Enfin, l'emploi de la *vaseline* est considéré comme un moyen pour obtenir des crèmes qui ne se gâtent pas ; c'est également une sûre méthode pour provoquer de parfaites indigestions sans préjudice des maladies à venir.

2.

CACAO ET CHOCOLAT

Nous ne dirons que peu de mots du cacao, qu'on ne falsifie guère autrement qu'en le colorant à *l'ocre rouge* ou en additionnant sa poussière de *poudre de maïs*, et nous passerons au chocolat, pour la confection duquel nous allons retrouver toute l'ingéniosité du chocolatier.

Voici, au surplus, ce qu'on peut trouver dans une tablette, composée par les procédés modernes :

Addition de *grabeaux de cacao* ou cacao pur; substitution de *graisse de mouton* au beurre de cacao, dont le prix est assez élevé; *farine de riz brûlée; résine de benjoin* en remplacement du parfum de vanille; *amandes grillées* et *sciure de bois; sulfure rouge de mercure* pour l'augmentation du poids. Et souvent, malgré cette dernière addition d'un produit minéral, ladite tablette, jointe à d'autres toutes pareilles, est l'unité d'un paquet du poids de quatre

cent cinquante grammes, vendu impunément
pour celui de cinq cents grammes.

La composition dont nous venons de donner
un échantillon varie à l'infini, selon les préfé-
rences du fabricant qui a un vaste choix dans
les *farines de pois*, de *maïs*, de *haricots,* de
blé, de *lentilles*, de *fèves ;* la *dextrine*, la *fécule
de pomme de terre*, l'*amidon ;* l'*huile d'olive*,
le *suif de veau*, les *jaunes d'œuf,* le *baume du
Pérou,* celui de *Tolu ;* la *gomme adragante*, la
gomme arabique, le *cinabre*, le *minium, le carbonate de chaux*, les *terres rouges ocreuses !* etc.

Comment hésiter à fabriquer du chocolat...
relatif, quand on a à sa disposition une telle
variété de sous-produits peu chers ?

On n'hésite pas !

CONFITURES

L'art se glisse également dans la confection
des confitures, dont la base est une gelée à
la *gélatine* ou à la *gélose*.

On sucre au moyen de *glucoses* et on donne
à cet intéressant mélange une légère acidité
au moyen de l'*acide tartrique*. Quant au bouquet du fruit, on le fournit à l'aide d'*éthers arti-
ficiels* appropriés.

Enfin, le confiturier donne à cette composition une belle apparence en la colorant avec
des matières végétales ou mieux des *dérivés
de la houille.*

Et, comme un tel mélange s'altère facilement, on y ajoute un agent conservateur :
acide salicylique ou *borax.*

D'aucunes gelées de groseilles ne renferment trace de ce fruit, avantageusement
remplacé par de la *pectine*, colorée avec le
suc de la betterave rouge;

Des confitures d'abricots contiennent du
potiron en guise d'abricots ;

Les *navets* entrent en entier dans la confection des marmelades d'oranges ;

Les gelées de cerises se font à la manière
de celles de groseilles, avec addition de sirop
de framboise.

PASTILLES DE GOMME

L'inoffensive pastille de gomme n'est pas non plus à l'abri de la falsification.

On débite sous ce nom des quantités prodigieuses de petites boules formées d'un mélange de *glucose,* de *gélatine* et *d'amidon,* préparation chimique d'un goût désagréable, qui colle aux dents, et n'a aucune action, comme bien on pense, sur les bronches de nos contemporains.

SIROPS

Comme les confitures, les sirops sont à base de *glucose* ou de *fécule ;* on les colore artificiellement, et leur bouquet est fourni à l'aide de parfums appropriés aux fruits.

Les quatre principaux sirops ordinairement vendus en confiserie sont ceux de *gomme,* de

grenadine, de *groseille* et d'*orgeat* ; les autres,
plus spécialement pharmaceutiques, seront
décrits dans la deuxième partie de cet ouvrage,
au mot *sirops*.

SIROP DE GOMME

Sa formule, modifiée singulièrement, n'est
souvent que celle du sirop de *glucose* ou de
dextrine.

SIROP DE GRENADINE

On le trouve composé d'*acide sulfurique*,
d'*eau*, de *glucose*, le tout coloré au moyen de
la *cochenille*.

SIROP DE GROSEILLES

Fabriqué avec de la *glucose*, de l'*acide tartrique* et coloré à l'aide de matières étrangères ; ou bien avec du *sucre blanc*, du *vin*

rouge et du sirop de *framboises ;* ou encore avec du *sirop de fécule,* de l'*acide tartrique* et des *fleurs de coquelicot ;* et enfin avec du *sirop de glucose,* de l'*acide citrique,* des *essences de groseilles* ou de *framboises,* le tout coloré par de l'*aniline*.

SIROP D'ORGEAT

On le fabrique, soit avec un mélange de *sirop de sucre* et de *glucose,* auquel on ajoute une liqueur mère formée d'*alcool de benjoin* ou de *baume de Tolu,* additionnée d'*essences d'amandes amères,* soit avec du *sirop de glucose,* de l'*essence de mirbane,* de la *gomme adragante* et de l'*huile d'amandes amères*.

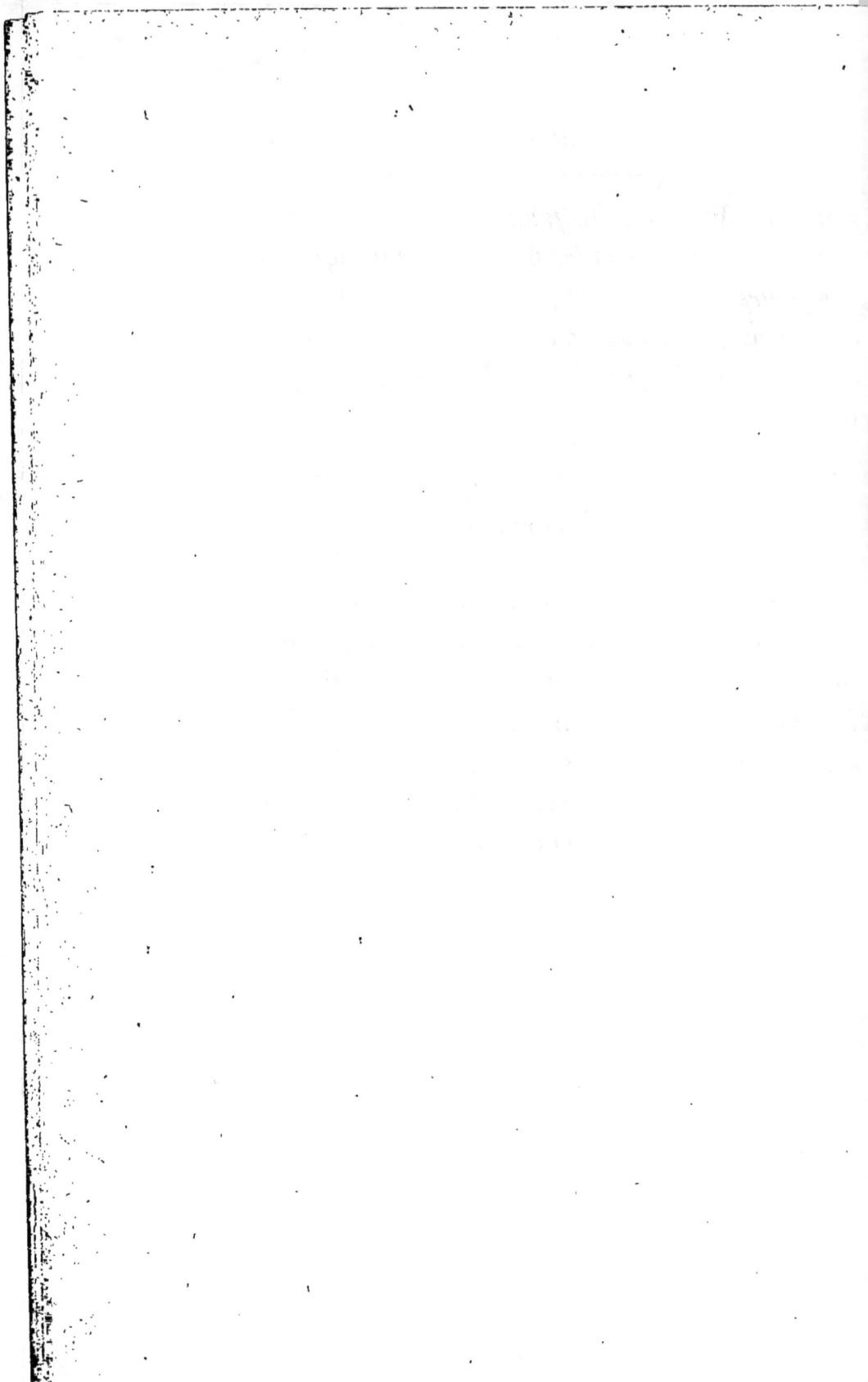

CHAPITRE IV

ANGÉLIQUE

Les droguistes sont seuls responsables de
la falsification de l'angélique, ou plutôt de la
vente, sous son nom, de racines quelconques,
moins chères que cette plante. Il n'en est pas
moins vrai que les innombrables pâtisseries à
bon marché, agrémentées de tranches d'angé-

3

lique, ne sont ornées que des morceaux de la *racine d'impératoire* ou de celle de *livèche*.

La différence est grande, mais les gourmets de gâteaux à prix modeste n'y attachent pas d'importance ; peut-être même n'en ont-ils aucune idée.

CAFÉ

Nous arrivons au café, et les modes merveilleux de le *travailler* sont tels que nous nous arrêterons plus longuement sur ce produit, fraudé de la meilleure façon.

La *chicorée,* les *glands,* les *figues,* les *anciens marcs*, etc., entrent dans sa fabrication ; on a poussé l'ingéniosité jusqu'à mouler des grains de café avec un mélange de ces corps.

Le café vert, lui-même, est parfois *coloré ;* le noir est *enrobé, lustré,* etc., procédé qui a pour but de donner de la couleur. On enrobe avec du *sang de bœuf caramélisé à l'acide sul-*

furique. Ce mélange s'ajoute au moment de la torréfaction.

Mais, pour mieux édifier le lecteur sur les transformations que l'industrie fait subir à ce produit si répandu, nous reproduisons un rapport fort étendu de M. Girard, le directeur du laboratoire municipal de Paris :

« La manipulation des cafés a pour but de donner à ceux-ci, soit décolorés par le temps ou par l'humidité, soit avariés par une cause quelconque, une coloration artificielle.

1° Les cafés sont, naturellement, décolorés par le temps qu'ils séjournent dans les docks, ou encore par l'humidité qu'ils absorbent dans les magasins où ils sont déposés;

2° Les cafés avariés proviennent, au contraire, d'une cause immédiate, et on peut classer les avaries comme suit :

a. Par l'eau de mer. — Les cafés touchés (c'est le terme dont se sert le commerce) par l'eau de mer ne tardent pas à être décomposés sous son action; ils perdent leur couleur naturelle et elle est remplacée par une couche grisâtre qui se forme à la surface de la fève.

Quant à l'intérieur du grain, il devient verdâtre, noirâtre. Comme on peut le voir par cette description, l'aspect des cafés avariés d'eau de mer est très caractéristique et il est impossible de s'y tromper.

b. Par l'eau douce. — Les cafés avariés par l'eau douce présentent cette particularité : ils deviennent blanchâtres en même temps que la fève gonfle dans une très grande proportion (environ un quart).

c. Par une cause quelconque. — On sait que le café, étant très spongieux, possède, à un très haut degré, la faculté de s'imprégner de liquides ou d'odeur.

Il a été maintes fois remarqué que, dès qu'un incendie se déclarait à bord d'un navire, le café prenait, de préférence aux autres produits, cette odeur d'incendie. Il en est de même pour les cafés ayant voyagé avec des produits ayant une odeur forte, tel que les essences, le poisson, etc., etc.

Il en est de même également pour les liquides : par exemple, les huiles sont absorbées très facilement par les cafés, et il a été constaté tout dernièrement que les cafés d'un voilier, *la France chérie*, dont le chargement se composait d'huile de coco et de café et qui avait eu à supporter un commencement d'incendie, avaient été plus fortement avariés par les huiles que par l'odeur d'incendie.

Ayant exposé les différentes formes d'avaries, nous allons voir maintenant comment on manipule les cafés.

Nous avons tenu tout d'abord à montrer quels sont les cafés que l'industrie emploie pour les manipuler.

Lorsque les cafés sont décolorés naturellement, comme nous l'avons fait voir dans le § 1er, on les recolore en jaune sans avoir recours à la chimie. Il suffit de les *chauffer* légèrement dans des brûloirs *ad hoc*.

Il est très facile de reconnaître cette manipulation : les cafés ainsi traités ne sont plus recouverts de leur périsperme et leur poids spécifique a subi une notable diminution.

Ainsi manipulés, ces cafés qui ont subi seulement un commencement de torréfaction constituent un aliment incomplet ; mais il n'en est pas de même pour les cafés manipulés avec des produits chimiques la plupart dangereux.

Préparations avant la teinture. — Pour les cafés avariés par l'eau de mer, on se sert de différents procédés pour leur enlever cette couche de poussière grisâtre et cette coloration noirâtre-verdâtre dont nous avons parlé dans le § 2. Généralement, on se sert de bains de chaux, dans lesquels on les plonge pendant un certain temps, pour leur enlever cette coloration et cette poussière; puis on les lave à grande eau, pour leur ôter le plus possible la chaux qui a été absorbée. Ensuite, on les sèche à l'aide d'un ventilateur à air chaud, afin de leur retirer l'excès d'eau dont ils se sont empreints par les bains successifs dans lesquels ils ont été plongés.

Ces opérations terminées, les cafés n'en ont plus que la forme sans en posséder les qualités. En effet, sous l'action de la chaux les huiles essentielles, empyromatiques, qui constituent l'essence de café proprement dite,

sont en majeure partie détruites par le traitement à la chaux qu'elles ont subi, et le peu d'essences qu'elles renfermaient a été enlevé
par les bains d'eau successifs que les cafés
ont supportés pour leur retirer la chaux qui
y était renfermée. On peut dire que les cafés
ainsi traités ne sont plus qu'une matière inerte,
c'est-à-dire de la cellulose.

Pour les cafés avariés par l'eau douce,
naturellement il n'est point besoin de leur
faire subir ces préparations, puisqu'ils ne sont
pas détériorés physiquement partout.

Quant aux cafés avariés, soit par un liquide
quelconque, soit par l'odeur d'incendie, le
commerce les emploie généralement tels quels,
pour être livrés à la consommation.

Teinture. — Les procédés de coloration artificielle sont très variés et ce sont ces procédés
qui constituent l'habileté du teinturier.

Les Hollandais et les Belges sont passés
maîtres en teinture de cafés.

Il existe de très importantes usines pour

colorer les cafés à Maëstricht (Hollande) et à Anvers, Bois-le-Roi (Belgique).

Examinons maintenant quelques-uns de ces procédés de teinture, qui ont pour but d'appliquer à *des cafés sans valeur* une coloration artificielle, destinée à leur donner l'aspect de cafés de qualité supérieure.

La coloration en bleu pour imiter les Martinique, les Guadeloupe, les Porto-Rico, les Fuerto-Cabello ou Guayra-Gragé, s'opère avec du bleu de Prusse et de l'indigo.

La coloration en jaune offre des variétés très grandes.

A l'aide des dérivés azoïques, tropœolés, le teinturier obtient toutes les gammes de jaune qu'il désire. On teint ainsi des genres Menado, Préanger, Padang, etc., c'est-à-dire des cafés de qualité supérieure dont le prix est très élevé.

On se sert également de curcuma et d'oxyde de fer pour la coloration en jaune.

Voyons maintenant le procédé que l'on emploie le plus généralement pour teindre les cafés :

Dans une broche, semblable à celles dont se servent les confiseurs pour la fabrication des dragées, on met les cafés traités comme nous l'avons dit précédemment ; cette broche est chauffée très légèrement et on lui fait subir un mouvement de rotation très lent, puis on fait passer un courant de vapeur d'eau, très fortement saturée de la couleur que l'on veut fixer.

Une dernière opération reste à faire après le passage à la teinture, c'est le fixage de la couleur. Certains teinturiers se servent de talc, qui non seulement a la propriété de fixer la couleur, mais encore celle de rendre aux cafés le lustre que ces traitements lui ont enlevé.

D'autres emploient certains produits dont ils n'ont pas voulu révéler le nom, comme faisant partie de leur secret de fabrication.

Les cafés torréfiés en grains sont mouillés, glycérinés, huilés ; d'autres ont servi à faire des extraits de café et sont ensuite mélangés avec des cafés qui n'ont encore servi à aucuns usages. »

3.

L'estimable corporation des concierges, nombre de Parisiens, répandus chaque matin dans les crèmeries où se débitent le petit noir à dix centimes et le café au lait à quinze centimes, y compris la flûte, foule d'employés, qui s'en vont digérer, leurs repas terminés, à l'aide d'une tasse de moka, n'ont garde de soupçonner l'existence du rapport de M. Girard.

CASSONADE

L'idée de falsifier la cassonade a dû venir au premier qui en a vendu, tant il est facile de mélanger foule d'ingrédients hétérogènes à ce produit.

Aussi, ne se fait-on nullement scrupule de débiter, comme cassonades de tous choix, des préparations dans lesquelles le sucre n'entre que pour une partie très relative, remplacé qu'il est par la *glucose*, mais où, en revanche,

abondent les *fécules,* la *farine,* la *terre,* le *sable*
ou le *sulfate de potasse.*

Cela croque sous la dent... et provoque la
satisfaction de certaines gens qui n'achète-
raient jamais de cassonade n'offrant pas ce
genre de résistance à leurs molaires.

Il faut bien satisfaire tout le monde!

CHICORÉE

Croirait-on que l'un des produits d'épice-
rie les moins chers, la chicorée, est peut-être
de tous le plus agrémenté de matières très
étrangères? Le plus souvent même, ce qu'on
vend comme chicorée n'en a que le nom.

Oyez plutôt l'intéressante nomenclature suivante de *chicorées,* livrées par le commerce
parisien aux bonnes gens qui aiment à mélanger leur café de cet excellent produit :

Certaines chicorées sont formées d'un composé de *débris de carottes torréfiées,* de *cossettes*

de betteraves, de *débris de rave* et de tourbe;

D'autres ne sont qu'un mélange de *cendres de houille* et de café-chicorée ;

Les unes présentent à l'analyse des résidus de poudre de cette racine mêlée à des *féverolles*, des *pois*, du *haricot*, du *lupin* torréfiés;

Des industriels amalgament savamment ce produit avec des *résidus de brasserie* ou de *distillerie de grains*, de la *pulpe de betterave torréfiée ;*

De la *terre*, des *glands de chêne torréfiés*, du *petit rouge* et des *déchets de betterave* représentent également un composé spécial vendu comme chicorée ;

Des chimistes distingués la fabriquent encore avec sa poudre, additionnée de *graisse* ou de *vieux beurres*, pour lui donner du moelleux, et la colorent avec de l'*ocre rouge ;*

Les âpres au gain ne se contentent pas de falsifier le produit lui-même, ils économisent sur les sous-produits aidant à sa confection. C'est ainsi que des poudres de chicorée, humectées d'*eau* dans laquelle on a préalablement délayé de la *mélasse*, sont jointes à de la poudre de *touraillons,* composée elle-même des deux tiers de terre ;

La *poussière de semoule* et les *débris de vermicelle,* colorés, sont aussi transformés en excellente chicorée ;

Le *noir animal épuisé* la remplace parfois fort avantageusement ; on y joint alors une faible partie de poudre de la plante ;

La poudre de chicorée allongée de *sable* et de *brique rouge pulvérisée,* va quelquefois donner du ton aux cafés parisiens ;

Mais la composition la plus répandue, et en même temps la plus simple, est le mélange de *vieux marc de café* et de *pain torréfié.*

Nous ne pouvons mieux clore cette liste que par l'énoncé des produits entrant dans la confection d'un café-chicorée, inventé par un industriel de génie, lequel, du reste, a cru devoir prendre un brevet à cet effet :

Ledit café-chicorée se compose de *seigle,* de *betteraves,* de *racine de chicorée du nord,* de *cacao* et de *café des îles,* le tout torréfié avec du *miel* et de *l'eau-de-vie* ou tout autre espèce d'alcool.

Nous ne savons si cet ingénieux fabricant est arrivé à la fortune.

CONSERVES DE LÉGUMES

Le plus grand inconvénient de certaines conserves est leur préparation dans des vases en *cuivre rouge non étamé*, choisis spécialement pour donner une couleur verte à certaines de ces conserves : cornichons, haricots verts, etc.

Certains industriels fabriquent aisément de la conserve de tomate avec de la *citrouille* et de la *carotte,* qu'ils colorent à l'aide d'*éosine* ou de *carmin*.

On trouve alors que la tomate est un peu passée.

DATTES

Disons, en passant, quelques mots des dattes, qui, vieillies et par conséquent devenues sèches, sont facilement rajeunies au moyen de l'*enrobage* ; il suffit, pour les rafraîchir, de les agiter dans un linge sec et de les remuer ensuite dans du *sirop*.

Méthode fort simple, comme on en peut juger.

FIGUES

Vieilles, rances et piquées des vers, on les vend comme neuves après une courte macération dans l'alcool, et mélangées avec de bonnes figues.

FRUITS SECS

Quelques industriels leur donnent un poids factice en les *mouillant* ou en les *humidifiant*.

D'aucuns les vendent mêlés à des figues et à des pruneaux de qualité ultra-inférieure.

GLUCOSE

Croirait-on que la glucose, servant de base à une collection si variée de sophistications, est elle-même fraudée!

Il en est pourtant ainsi.

Les analyses ont découvert dans foule de glucoses livrées au commerce ou à l'industrie du *cuivre*, du *plomb*, du *zinc*, de l'*arsenic*, du *baryte*, de la *magnésie* et de l'*albumine!*

Et dire que ce produit, par lui-même et livré pur, n'est déjà pas des meilleurs!

HARICOTS FRAIS

Les haricots verts frais se font aisément avec de vieux haricots qu'on trempe dans l'eau ; on les laisse fermenter légèrement. Ils se gonflent ensuite et deviennent mous.

On les recolore avec des *verts dérivés de la houille*, et, la fermentation terminée, on donne le *coup de fion* au pseudo-primeur, en le baignant dans une solution alcaline.

Le rendement desdits haricots, traités de cette façon, est de cent pour cent! C'est, on le voit, une excellente opération... pour le négociant.

Pour les haricots blancs secs qu'on désire rajeunir, on récolte les *vieux restes de magasins*, qu'on plonge, pendant douze heures, dans une solution d'eau tiède et de potasse.

Pour leur donner ensuite l'aspect lisse nécessaire, on les jette dans l'eau bouillante, en prenant le soin de les recouvrir hermétiquement; après les avoir retirés, on les essuie avec une couverture de laine. Cette opération leur donne un lustre satisfaisant.

Mais il importe de les vendre aussitôt, car, quelques heures après leur transformation, lesdits haricots fermentent et ne tardent pas à pourrir. Les marchands, qui connaissent cette particularité, n'ont garde de conserver leur marchandise *rafraîchie* en magasin.

MIEL

Il est du miel à la confection duquel nulle abeille n'a travaillé, le *sirop de fécule* ayant avantageusement remplacé l'ouvrière laborieuse; cette composition a la consistance du miel commun solidifié, elle présente un aspect grenu et cristallin, et se vend aisément comme miel de Bretagne.

On prépare également ce produit avec des *sucres intervertis,* de l'*amidon,* de la *farine de haricots,* de la *gomme,* de la *gélatine.* Le miel altéré est principalement agrémenté de ces corps étrangers qui lui donnent de la viscosité et augmentent son volume.

On mélange aussi le miel de *mélasse* et d'*eau;* enfin, on y fait entrer du *sable,* de la *craie,* de la *terre de pipe,* de la *chapelure* et du *plâtre.*

Certains apiculteurs poussent même l'ingéniosité jusqu'à nourrir leurs abeilles de *glucose* pour leur faire produire davantage, et à meilleur compte.

Le miel rosat, lui aussi, n'échappe pas aux manipulations ayant pour but d'en tirer un plus grand profit.

La falsification est de deux sortes :

On diminue la dose des substances employées à sa préparation ou on substitue des principes colorants et astringeants à la rose de Provins, qui sert de base à sa confection.

Dans ce dernier cas, on fabrique le miel rosat avec de l'*eau de rose colorée artificielle-*

ment, de la *décoction d'écorce de chêne* mêlée à une *infusion de roses pâles*, ou bien encore avec une *infusion de coquelicots*, additionnée de *tannin*, et parfumée avec de l'*essence de géranium*.

MOUTARDE

La moutarde est un excellent condiment, à la condition toutefois qu'on ne la mélange point de matières étrangères qui en affaiblissent singulièrement les propriétés.

Lorsqu'à la moutarde on ajoute des *fécules avariées*, additionnées de *vinaigre de bois*, des *farines de vesces*, de *pois* ou de *maïs* et qu'on colore ces mélanges avec du *safran*, de la *gomme gutte* ou du *curcuma*, le meilleur des condiments français devient une bien étrange préparation.

Combien de gens, néanmoins, s'en délectent quotidiennement dans les usines culinaires décorées du titre de restaurants à bas prix.

Certains fabricants, hommes aux ressources fécondes, tirent une excellente moutarde de la combinaison de la *farine éventée* avec celle des *vieux sinapismes*. Ceux-ci ne manquent pas, les hôpitaux parisiens en faisant quotidiennement un usage très grand.

Nous verrons, du reste, au chapitre des *Huiles,* que le cataplasme d'hôpital joue un rôle sérieux dans l'industrie parisienne.

OIGNONS BRULÉS

Les oignons brûlés, vendus comme tels par le commerce parisien, ne sont le plus souvent que des rouelles de *navet*, de *carotte* ou de *betterave* brûlées; leur aspect est absolument celui de l'oignon calciné.

PISTACHE

Est aisément remplacée par des *fragments d'amandes* ou de *noisettes*, colorés à l'aide du *sirop de nerprun*, préalablement rendu vert au moyen d'un *alcali*.

POIS

Les petits pois nouveaux sont fabriqués par quelques industriels peu consciencieux au moyen du *vert-de-gris* et de *l'urine*, dans lesquels on fait bouillir du *petit pois gris commun* semé tardivement.

La solution dégoûtante que nous venons d'indiquer a l'avantage de donner aux petits pois de contrebande une apparence de maturité et la couleur requise.

POIVRE ET ÉPICES

Le poivre prête autant que le café à la falsification et se fabrique, comme lui, de deux façons : en grains et en poudre.

Le POIVRE NOIR EN GRAINS est aisément confectionné à l'aide d'une pâte, moulée en forme de pilules, et composée de *farine de seigle* et de *poudre de moutarde* ou de *débris de poivre*.

Une autre préparation est celle formée de *piment* et d'une pâte faite de *tourteaux de chènevis*, avec adjonction de la racine de *pyrèthre*, pour donner du montant.

On fabrique du faux poivre avec du *son* mis en pâte, moulé, coloré et épicé avec des *grabeaux de poivre*.

Des *matières terreuses* et des *matières agglutinatives*, moulées et transformées en grains de poivre, sont mélangées, dans la proportion de vingt pour cent, aux véritables grains, dans les sacs de cent kilogrammes.

Le mélange de baies de *nerprun* à celles du poivre se fait quelquefois ; c'est une falsification aux résultats des plus dangereux pour les consommateurs.

Enfin, on *gomme* le poivre demi-lourd pour lui donner l'aspect du poivre lourd.

Le POIVRE BLANC EN GRAINS est enrobé à l'aide d'un mouillage de gomme, avec du *talc*, du *carbonate de chaux*, du *sulfate de chaux*, de la *fécule*.

Certains poivres blancs sont imités par le moyen d'une pâte faite de *maniguette*, de *sulfate de chaux* et de *grabeaux de poivre*.

Quant au POIVRE EN POUDRE, tous les moyens sont bons pour le falsifier ; aussi foule d'ingrédients sont-ils détournés de leur véritable destination et vendus comme poivre en poudre, après quelque préparation préliminaire.

La liste en serait trop longue à donner tout entière ; bornons-nous à signaler ceux principalement employés :

Le *résidu de la fabrication de la fécule ;* les

farines de lentilles, de *vesces,* de *pois, celles de céréales;* les *tourteaux de navette,* de *colza,* de *faîne,* de *chènevis;* les *fécules blanches;* les poudres des *grabeaux du poivre,* de la *maniguette,* des *feuilles de laurier,* du *piment,* de *noyaux d'olive;* la *craie,* le *plâtre,* la *terre pourrie,* l'*argile* et même les *balayures de magasin,* telle est à peu près la nomenclature des sous-dérivés du poivre... industriel.

Nous terminerons par l'énoncé d'une méthode fort appréciée des falsificateurs.

Elle consiste en l'emploi du râpage de pomme de terre, *enterré un an!* Ce temps passé, la matière, qui a fermenté et répand une odeur infecte, est retirée, séchée au soleil et réduite en une poudre... qui devient d'excellent poivre.

Comme on le voit, ce n'est qu'une question de patience, mais seuls réussissent ceux qui savent attendre.

Parler du poivre, sans traiter des ÉPICES, serait terminer de manière incomplète; aussi allons-nous passer rapidement en revue les

4

principales d'entre elles, en usage dans nos cuisines parisiennes.

La CANNELLE est falsifiée, en état de poudre, à l'aide de *coques d'amandes fines*, bien broyées, et aromatisées avec une petite quantité d'essence de cannelle.

Quelques industriels, plus consciencieux, vendent de la vraie poudre de cannelle... *épuisée par distillation*, et ramenée superficiellement à sa première valeur par l'adjonction de quelques gouttes d'essence.

D'autres enfin substituent aux coques d'amandes des *poudres végétales* quelconques.

En racine, on ne falsifie pas la cannelle, mais, par euphémisme, on la transforme.

C'est ainsi que les *écorces raclées de cannelle de Chine*, le *bois de girofle*, le *bois de brabe* sont métamorphosés sans pudeur en cannelle de Ceylan, la meilleure et la plus chère.

Le CLOU DE GIROFLE *épuisé de son huile essentielle*, par la distillation, est néanmoins revendu au public comme ayant toutes ses propriétés ; on se borne alors à le mélanger avec du girofle de bonne qualité, après l'avoir enrobé dans une huile grasse contenant de l'essence de girofle.

Le GINGEMBRE blanc est aisément remplacé par du gingembre gris, dépouillé de son écorce, et passé à l'*acide sulfureux* ou simplement à la chaux.

Les poudres de gingembre sont additionnées de *matières féculentes*, de *moutarde* et de *poivre de Cayenne*.

La MUSCADE se fabrique à l'aide d'une pâte, formée d'une sorte de mastic, composé de *poudre de muscade*, d'*huile* et de *farine*. Du *son*, de *l'argile* et des *débris de muscade* servent encore à confectionner celle-ci.

Enfin, des industriels en ont vendu en *simple bois blanc* ingénieusement tourné. C'est le comble de l'art.

On vend aussi des muscades *épuisées par la distillation* et mêlées à des fruits étrangers. Celles qui sont piquées par des insectes s'écoulent aisément, après que les piqûres ont été préalablement bouchées à l'aide du mastic dont nous avons donné plus haut la confection.

Le PIMENT pulvérisé est mélangé de *moutarde*, de *riz en poudre*, de *curcuma*, de *minium*, d'*ocre rouge* et de *sel marin*.

Enfin, le condiment vulgairement appelé QUATRE-ÉPICES n'est le plus souvent qu'une poudre formée de *fécule de pommes de terre*, de *graine de chènevis* et de *pellicules de poivre*.

On confectionne également lesdits quatre-épices avec des *tourteaux de navette* ou de *colza,* de la *fécule grise*, de la *farine de haricots*, du *curcuma* ou du *santal rouge*.

Parfois, ces matières sont purement et simplement remplacées par de la *terre pourrie,* ce qui est plus expéditif.

POMMES DE TERRE NOUVELLES

La pomme de terre nouvelle ne demande que peu de frais d'imagination pour être appropriée à cette appellation.

Il suffit de posséder une machine à emporte-pièces, débitant de jeunes pommes de terre dans des vieilles, un baquet, de l'eau et un balai.

Ces solanées, rafraîchies par le moyen de l'emporte-pièce, sont ensuite roulées, à l'aide du balai, dans le baquet rempli d'eau. Elles en sortent, après un certain temps, prêtes à être vendues comme primeurs.

PRUNEAUX

Les prunes, cueillies avant leur maturité, sont *immergées dans l'eau bouillante;* on les

4.

passe ensuite au four pour donner à leur peau une cuisson superficielle.

Ainsi préparés, ces pruneaux acquièrent un poids plus considérable et constituent un bénéfice assuré au marchand.

SEL

Le sel, qui le croirait? est l'objet de falsifications sur une vaste échelle; le moins que puisse prétendre l'acheteur, est de saler ses ragoûts avec un mélange dans lequel le *sel gemme* entre pour la plus grande partie, concurremment au sel marin. Ce sel gemme, ou de mine, est alors cristallisé, afin de présenter l'aspect blanc de celui des marais salants; pour lui donner plus de brillant, on le teint avec des bouillies de terre glaise délayée dans l'eau.

Ce procédé offre en outre, au fabricant, l'avantage de vendre dix pour cent d'eau pour du sel. En surplus, quelques négociants, nés

malins, se font même rembourser les droits
d'octroi, sur ces dix pour cent, lorsqu'ils sortent leur sel hors de Paris.

Les sels autrement agrémentés le sont par
l'addition de *terre,* d'*argile,* de *sulfate de chaux,*
de *sablon,* de *sulfate de soude,* d'*alun,* de *sels
de varech,* de *chlorure de potasse,* de *sels blancs
provenant de l'extraction du salpêtre.*

Seul, le sel de salaison ayant servi, n'a
encore pu être employé que par la Compagnie
des Omnibus, pour faire fondre la neige sur
le parcours de ses tramways ; mais rien n'in-
dique que, d'ici peu, d'ingénieux industriels ne
parviennent à tirer parti de ce produit.

SUCRE

La principale falsification du sucre est l'addition qu'on y fait de *glucose;* en pain, on y
ajoute aussi de la *chaux.*

Mais c'est plutôt en poudre qu'il est l'objet d'altérations. On y mêle alors du *sulfate de*

baryte, du *plâtre*, de l'*amidon*, de la *craie*, de la *dextrine, différentes farines* et du *sable*.

TAPIOCA

Le tapioca se fabrique avec de la *fécule de pomme de terre*, qui produit un tapioca factice fort présentable, quand elle a été imbibée d'eau et projetée sur des plaques de cuivre chauffées à 100°.

Outre la sorte d'empois qu'il forme avec le bouillon, ce tapioca a le désagréable désavantage de renfermer du cuivre, par suite de son mode de fabrication.

THÉ

Le thé est si bien et parfaitement falsifié qu'on a renoncé, depuis longtemps, à Paris, à se faire illusion à cet égard.

Selon le prix qu'on y veut mettre, le thé est *simplement épuisé* ou *faux;* dans les deux cas, il est coloré artificiellement. Quant au thé proprement dit, à la plante, telle qu'elle pousse naturellement et qu'on devrait la vendre, il est passé à l'état de mythe, pour le vulgaire acheteur.

Le thé épuisé, vendu comme *véritable thé,* est un composé de feuilles ayant déjà servi et qu'on fait sécher; on y mélange des *feuilles de laurier,* de *prunelle* ou de *jasmin.*

On le colore ensuite avec de la *couperose verte* pour le thé vert, de la *plombagine* pour le thé noir. Il est ensuite granulé de façon convenable avec une infusion de *gomme arabique;* sauf les propriétés de la véritable plante, c'est du thé parfait.

Dans certains thés épuisés, on a trouvé des *excréments de ver à soie* mêlés à du *tannin* et à du *ligneux.*

On pratique également la coloration artificielle au moyen de *kaolin,* de *gypse,* de *talc,* de *carbonate de chaux* et de *magnésie.*

Les Chinois eux-mêmes pratiquent, les premiers, la sophistication du thé, dont ils livrent de grandes quantités sous la forme d'un composé de *grabeaux de thé* mêlés à de la *gomme,* du *sable* et des feuilles étrangères ; cette matière agglomérée est réduite en fragments et colorée artificiellement.

Quant aux marchands européens, parisiens et autres, les uns mêlent au thé des feuilles d'*églantier,* de *frêne,* de *sureau,* de *prunier sauvage,* de *saule,* d'*aubépinier,* de *peuplier,* de *marronnier d'Inde,* de *laurier,* d'*olivier,* d'*orme,* etc.; les autres vendent lesdites feuilles sans prendre même la peine d'y mêler du thé.

Par contre, tous pratiquent la coloration artificielle par les moyens que nous avons indiqués plus haut, ou à l'aide de *sels de cuivre* pour le thé vert et de *bois de campêche* pour le thé noir.

VANILLE

La vanille est givrée artificiellement par le
moyen de l'*acide benzoïque* en petits cristaux
dans lequel on le roule; les vanilles altérées
sont restaurées habilement à l'aide du *baume
du Pérou* ou de la *teinture de Tolu*, de la *mélasse*
ou du *sucre brûlé*. Ces vanilles sont ensuite
mêlées à d'autres de bonne qualité.

LIVRE II

LAIT — BEURRE — MARGARINE — GRAISSES & SAINDOUX — ŒUFS — FROMAGES

CHAPITRE PREMIER

LAIT ET BEURRE

LAIT

Le lait, cet aliment si utile, à la pureté duquel on doit d'autant plus veiller qu'il sert à la nourriture des enfants, est journellement trafiqué. Or les moindres altérations qu'on lui fasse subir sont l'*écrémage* et la seule addition d'eau.

Le lait, en ce cas, est *écrémé*, dans les dépôts des sociétés laitières, au moyen de

5

turbines; il est additionné d'eau, à son arrivée à Paris, par les garçons laitiers qui font sauter les cachets avec une lame de couteau chauffée, mettent de côté, pour leur profit particulier, une partie de ce lait, déjà écrémé, la remplacent par une quantité égale d'eau, recollent les cachets, et, livrent tranquillement aux détaillants cette marchandise ainsi détériorée.

Les marchands qui se bornent à vendre du lait simplement écrémé et additionné d'eau sont relativement honnêtes. Le plus grand nombre, en effet, après avoir pratiqué cette légère préparation, éprouvent le besoin de donner à leur marchandise le ton qui n'y est plus à l'état parfait.

Ils y parviennent en introduisant dans le lait des matières étrangères, divisées en trois catégories. Elles ont pour but:

La première : de remplacer la crème enlevée et de rendre au lait l'opacité et la consistance convenables ;

La seconde : de relever la saveur de ce produit trop étendu d'eau ;

La troisième : de rendre au lait sa couleur normale.

Pour remplacer la crème enlevée, on ajoute au produit des *blancs* ou des *jaunes d'œufs,* du *caramel,* de la *gélatine,* de *l'ichthyocolle* ou de la *cassonade.*

Pour relever la saveur du lait, on y mélange des *infusions de riz,* d'*orge,* du *son,* de l'*amidon,* de la *fécule,* de la *farine,* du *sucre de canne.*

Enfin, on ramène le lait à sa couleur normale en l'additionnant de *jus de réglisse,* de *teinture de pétales de souci,* d'*extrait brun de chicorée,* de *carottes cuites au four.*

Certains industriels vont même jusqu'à employer le *sérum du sang,* des *émulsions de chènevis* ou *d'amandes douces,* et enfin, la *cervelle d'animaux.*

Telle est, dans son ensemble, la composition du lait vendu à Paris, et dégusté quotidiennement par une innombrable quantité de consommateurs qui le savourent sans arrière-pensée. Les fraudeurs varient à l'infini leurs mélanges, l'acheteur reste immuable dans sa conviction.

Le directeur du laboratoire municipal de Paris, M. Girard, dans son rapport sur le lait, donne d'intéressants détails qu'il nous a paru utile de faire figurer en suite de notre exposé.

Le lait passe en trois mains avant d'arriver aux consommateurs.

1° Les fermiers qui le produisent ;

2° Les marchands en gros qui ont un service établi pour le faire arriver en poste jusqu'à Paris ;

3° Les crémiers ou les laitiers des rues qui le vendent.

Le lait qui se consomme journellement à Paris peut se diviser en trois classes ou qualités :

1° Le lait des nourrisseurs, vendu à 40 centimes le litre ; il est fourni par les nourrisseurs, propriétaires de grandes vacheries dans Paris même, et qui le débitent sur place aux heures de chaque traite. On peut le regarder comme formant la première qualité du lait consommé à Paris ;

2° Le lait à 30 centimes le litre, venant des

environs de Paris ou des campagnes plus éloi-
gnées, à 48 ou 60 kilomètres (douze à quinze
lieues). A ces grandes distances, le lait arrive
en poste dans des voitures suspendues et dis-
posées exprès, ou par le chemin de fer. Il est
fourni par des vacheries placées à peu près
dans les mêmes conditions que celles de Paris,
c'est-à-dire que les vaches sont nourries à
l'étable et ne sortent pas ou à peine, genre de
vie qui paraît plus favorable à la production
du lait, quant à sa quantité et à sa richesse,
mais non quant à sa qualité. Ce lait peut être
considéré comme formant la deuxième qualité
du lait de Paris, qualité qui se rapproche beaucoup de la première ;

3° Le lait à 20 centimes le litre, qui n'est
jamais pur, contient toujours une certaine
quantité d'eau (2/10, 3/10, 4/10, quelquefois,
mais rarement, 5/10) ; de plus, ce lait est privé
de la moitié ou des 2/3 de sa crème. C'est la
qualité ordinaire qui est livrée aux consommateurs parisiens par les laitières établies
momentanément tous les matins sous des
portes charretières, à l'entrée de quelques

passages, etc. On a écrémé en partie ce lait avant d'y mêler l'eau, et l'on vend à part la crème délayée avec moitié de son volume de lait pur.

Outre ces divers prix, il y en a d'intermédiaires, qui varient plutôt selon les marchands et les quartiers que suivant la qualité réelle du lait.

Enfin, le lait vendu, par adjudication, à certains établissements, est fourni à un prix tellement bas qu'on ne peut le supposer pur.

Mais depuis l'établissement des chemins de fer, les choses se passent autrement. Le rayon d'approvisionnement de Paris, qui ne dépassait pas autrefois 10 à 12 lieues (départements de la Seine, de Seine-et-Oise), embrasse maintenant plus de 80 lieues.

Ainsi le lait vendu à Paris est apporté de plus de 140 kilomètres de distance par les chemins de fer d'Orléans et du Centre, de 120 kilomètres par le chemin de fer du Nord, de plus de 80 kilomètres par le chemin de fer de Rouen, et de plus de 144 kilomètres par le chemin de fer de Lyon ; il en arrive très peu par le chemin de fer de l'Est.

Le lait est d'abord recueilli dans les fermes et chez les cultivateurs par des hommes désignés sous le nom de ramasseurs, qui le transportent au centre de réception ; de là, on le mène au chemin de fer d'où il est transporté à Paris, puis distribué chez les crémiers.

La fraude sur le lait commence dans la vacherie et ne s'arrête qu'au moment où il entre chez le consommateur. Elle est commise par le producteur, par le marchand en gros, par le crémier qui vend au détail.

Aujourd'hui cependant, on trouve, mais à des prix assez élevés, des laits provenant de grandes vacheries établies dans les environs de Paris. Ils sont livrés, comme étant purs, dans des boîtes scellées d'un plomb.

A cette garantie s'ajoute celle qu'apporte une analyse chimique souvent répétée.

Malgré leur état de pureté, lorsque, pendant les grandes chaleurs de l'été, ils ne sont pas livrés le jour même de leur envoi à la consommation, ils peuvent se cailler spontanément, ce dont on ne peut s'apercevoir qu'en ouvrant la boîte qui les contient. De là des contestations fâcheuses.

BEURRE

Il entre simplement dans la confection du beurre les quelques produits suivants :

1° *Borax, alun, verre soluble, silicate de potasse,* matières qui ont pour but de retenir la plus grande quantité d'eau ; d'aucuns, sous prétexte de le conserver, l'additionnent d'une quantité de *sel marin* hors de proportion ;

2° *Amidon, farine, pulpe de pomme de terre, fromage blanc ;*

3° *Argile, craie, plâtre, gypse, sulfate de baryte, acétate et carbonate de plomb ;*

4° *Roucou, safran, curcuma, jaune victoria, chromate de plomb* pour la coloration ;

5° *Suif, axonge, beurre rance* baratté avec de l'*huile ;*

6° *Margarine, beurre de margarine.*

Le *beurre rance*, non baratté avec de l'huile, et le *fromage blanc* aident également à la confection des *beurres fourrés*; ils forment alors le centre d'une motte ou d'un pain et sont recouverts d'une mince couche de beurre frais.

Ce procédé est des plus simples à mettre en pratique et ne demande que peu d'efforts cérébraux.

Il existe aussi du beurre fondu fabriqué avec les mélanges les plus hétérogènes : *vieilles graisses, suifs pourris, eaux grasses écrémées*, etc. Le meilleur est celui produit avec tous les déchets des carreaux à la criée, aux Halles centrales.

Chaque matin de vente, les marchands parisiens viennent examiner les arrivages, placés en rang, par catégories de prix, et goûtent au beurre pour en reconnaître la qualité et en fixer la côte. A cet effet, ils trouent chaque motte à l'aide d'un instrument en forme de fusil de boucher, mais évidé dans toute sa longueur; ils le retirent chargé d'un petit morceau de beurre qu'ils se contentent de mettre une seconde dans la bouche pour le cracher aussitôt.

Ces *crachats de beurre,* innombrables après chaque vente, sont précieusement ramassés par celui des employés d'une factorerie qui a la propriété de cette singulière récolte. Pour n'en point perdre une parcelle, il balaye consciencieusement le carreau, sans souci des ordures qui se mêlent avec déchets de beurre, réunit le tout et le vend à un industriel chargé de le faire fondre.

Ce beurre fondu alimente d'ordinaire les nombreuses friteries, en plein vent et avoisinant les halles, dans lesquelles, pour un prix très modeste, on a une saucisse ou un morceau de lard frit, encastrés dans un petit pain.

Nous ne parlerons que pour mémoire des mélanges de beurres non falsifiés ; ils constituent néanmoins une tromperie, les crémiers mêlant des beurres de différentes qualités pour en retirer un plus grand bénéfice.

CHAPITRE II

MARGARINE —— GRAISSES —— SAINDOUX —— SUIFS

MARGARINE

En principe, la margarine devrait être fabriquée avec la graisse fondue du bœuf; dans l'application, à de rares exceptions près, il en est autrement.

Actuellement, on régénère toutes les graisses provenant du *lavage de la vaisselle,* de l'*écumage des bouillons* et *des viandes cuites.* Après les avoir traitées, on les incorpore dans des saindoux mélangés à leur tour avec de la graisse de bœuf.

On *écume aussi la Seine*, à la hauteur de l'égout collecteur de Saint-Ouen ; la graisse résultant de ce vaste écumage sert à la confection de la margarine. Les *bouchons* sont précieusement recueillis à leur sortie dudit égout et débarrassés des matières grasses qu'ils transportent, matières transformées plus tard en faux beurre. Au surplus, ils ne servent pas à ce seul usage, et, nous verrons plus loin de quelle façon on les utilise.

Enfin, le gras des *chevaux morts*, des *rats*, des *chiens* et des *chats* est utilisé, pour sa partie la plus fine, dans la confection de la margarine.

SAINDOUX

Les saindoux se fabriquent avec de l'axonge additionnée de *sel marin*, de *graisses* inférieures de porc, ou de *flambart*, graisse salée recueillie chez les charcutiers, à la surface de l'eau dans laquelle ils ont fait cuire les viandes.

On y ajoute du *plâtre fin*, de l'*alun*, de la *chaux*, de la *fécule* et du *carbonate de chaux*.

SUIFS

Quant aux suifs, ils sont moins falsifiés. On se contente d'y incorporer de la *fécule*, ou des *pommes de terre cuites* et *broyées*, du *kaolin*, du *marbre pulvérisé*.

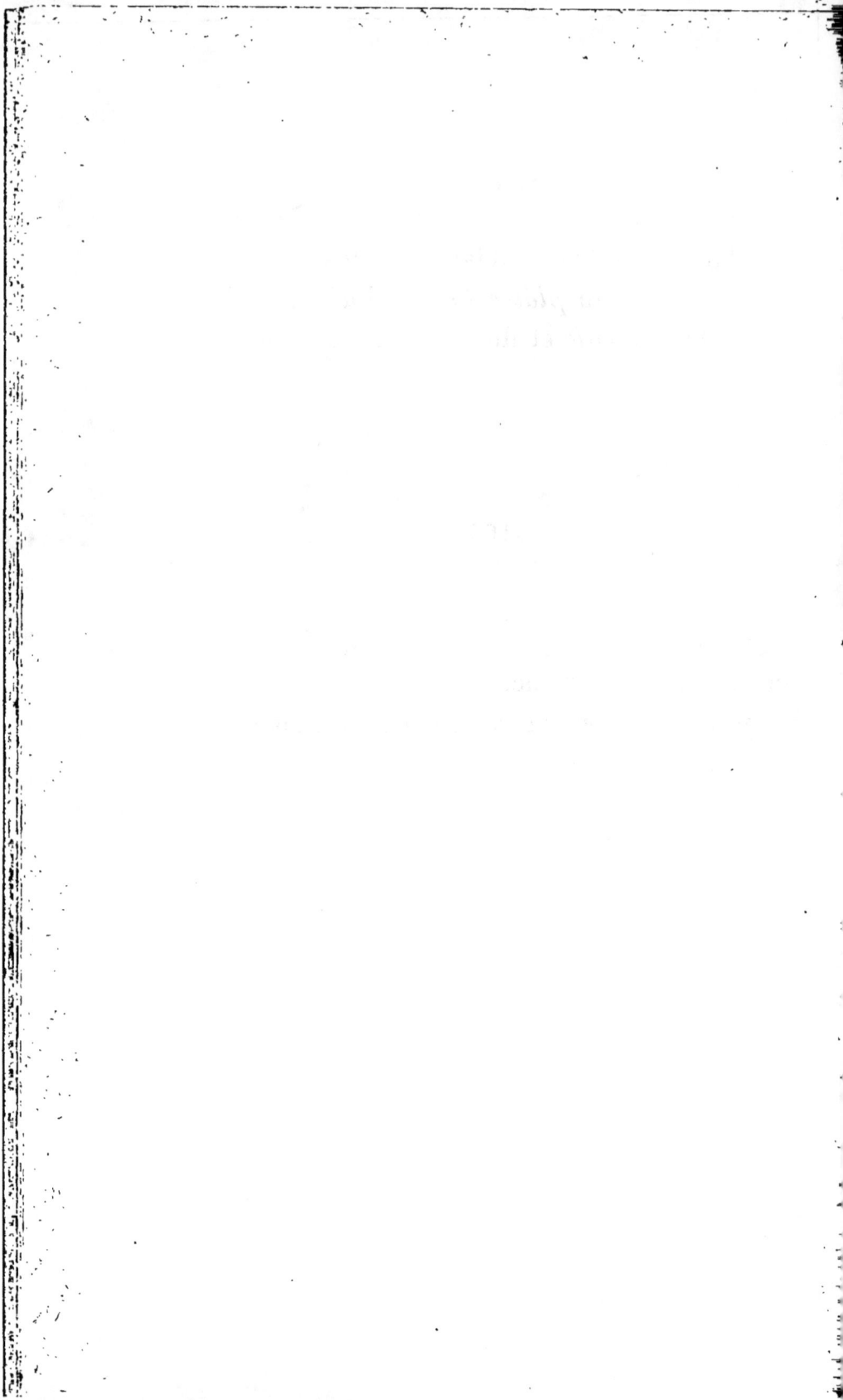

CHAPITRE III

OEUFS — FROMAGES

ŒUFS

On n'a encore pu arriver à falsifier l'œuf mais on ne perd rien de ce produit de la poule, si avarié qu'il soit.

Les œufs cassés, demi-frais et même pourris, inutilisables pour les omelettes, sont achetés précieusement, chaque matin, aux halles, par les petits pâtissiers et certains fabricants de biscuits.

Les jaunes, employés pour la mégisserie. et recueillis par certains industriels. à cet

usage, parmi les œufs cassés, sont parfois ad-
ditionnés de *sciure de bois*, de *styrax* et de *benjoin*, servant à donner de la consistance.

FROMAGES

On trouve, mélangée au fromage, de la
pomme de terre et même de la *fécule ;* d'autres
fois, on y découvre de la *mie de pain,* introduction fallacieuse ayant pour résultat de provoquer des moisissures et de donner une couleur marbrée au fromage.

Les faux Gruyère, Hollande et Roquefort
abondent, le premier, teint à l'extérieur en
ocre rouge ; le second, imprégné d'une couche
de peinture à la colle et à base de colcotar.

Ils se font avec des graisses de toute provenance, de l'huile et de vieux fromages pourris que l'on incorpore, au moyen de broyeuses
mécaniques, à cet amalgame de graisse et de
caséine.

C'est ainsi que l'on emploie des fromages
de Brie et de Roquefort avariés, qui, mélangés
à ces pâtes de graisses, de fécule, ou de
farine et de caséine, *fournissent le bouquet !*

Pour donner aux fromages, dits de Roquefort, les veines vertes qui se produisent quelquefois spontanément dans une partie de
la masse, on plonge dans cette masse des ai-
guilles à tricoter, ou de vieilles épingles en
cuivre; quant à la forme de ces pseudo-fro-
mages, elle s'obtient au moyen de moules.

Enfin, certains fromages blancs sont addi-
tionnés de craie.

LIVRE III

LIQUIDES

CHAPITRE PREMIER

ALCOOLS

Alcool proprement dit. — Absinthe. — Eaux-de-vie. — Genièvre. — Kirsch. — Rhum. — Divers.

ALCOOLS PROPREMENT DITS

Les alcools sont fraudés à un point tel que les corps médicaux se sont émus d'une pareille extension dans la sophistication de ce produit.

On entend généralement par *alcool* ou *esprit*, dit Baudrimont, le liquide spiritueux qui se forme pendant la fermentation, non seulement du suc de raisin, mais encore de tous les liquides sucrés que l'on extrait des plantes, tiges, racines et fruits. Les produits fermentés des jus de pommes, de poires, de cerises, de framboises, etc. ; de la canne à sucre, de la betterave, etc. ; des marcs de raisins, des mélasses de cannes et de betteraves, du sucre ou sirop de fécules, du miel, et les liquides spiritueux provenant de la saccharification des grains (orge, blé, seigle, maïs), des pommes de terre ou de la fécule qu'on en extrait, sont de ce nombre.

Ces alcools sont ordinairement désignés par des noms particuliers qui rappellent souvent la substance d'où on les a tirés : tels sont l'alcool ou eau-de-vie de vin ; les alcools ou eau-de-vie de grains, de betteraves, de pommes de terre, de fécule ; le rhum, dont le plus estimé vient de la Jamaïque, et qui provient de la fermentation de la mélasse de canne ; le tafia, résultant de la fermentation du jus de canne ou veson ; le kirschwasser ou simplement kirsch, nom allemand qui désigne un liquide fermenté, préparé avec des cerises noires ou merises ; l'arack ou rack, obtenu aux Indes orientales avec le riz fermenté additionné de cachou ; le genièvre ou gin, le wiskey, fabri-

qués en Angleterre, le premier, en distillant
l'eau-de-vie de grains sur du genièvre, le
second, par la fermentation de la drèche; le
marasquin de zara, qu'on prépare en Dalmatie
par la fermentation des prunes et des pêches;
l'absinthe, composée d'eau-de-vie distillée sur
les sommités d'absinthe, etc.

L'alcool est évidemment identique dans
tous ces liquides, et cependant chacun d'eux
est caractérisé par un arome spécial, par
une saveur plus ou moins agréable lorsque
cet alcool provient des jus fermentés et dis-
tillés des raisins, des cerises, des cannes à
sucre ou de leur mélange; plus ou moins désagréable, au contraire, lorsqu'il résulte de
la distillation des liquides fermentés obtenus
des marcs de raisin, de cidre ou de poire,
des grains, des pommes de terre ou du sucre
de fécule, des betteraves ou de leur mélasse.
Le premier est désigné sous le nom d'*alcool
bon goût;* le second sous celui d'*alcool mauvais
goût.*

Ces observations générales formulées, passons à l'examen des différentes sophistications.

Elles sont de deux sortes pour l'alcool proprement dit :

1° Tromperie par la livraison d'un alcool
quelconque, mélangé au trois-six de Montpel-
pellier, c'est-à-dire de vin, ou quelquefois
même entièrement substitué à celui-ci;

2° Addition à l'alcool de substances qui
abaissent son titre, de matières qui le rendent
infect ou de composés qui en masquent la
présence, pour tromper l'octroi et le faire passer en franchise.

Pour la première, l'industrie, ayant trouvé
les moyens de purifier presque complètement
les divers alcools du commerce, et d'en faire
des alcools de *bon goût*, on s'explique aisément l'extension considérable de cette fraude.

C'est qu'en effet, les fabricants d'alcool ont
su tirer ce produit de toutes matières, même
les plus invraisemblables, tels que les *chiffons*
et l'*urine!* et, ainsi aidés par l'industrie, ils
répandent à profusion leurs alcools à bon
marché.

Ceux-ci constituent la base d'une quantité
considérable de productions alimentaires; ils

entrent pour une très grande part dans la confection des eaux-de-vie, cognacs, fines champagnes, apéritifs de toute nature, liqueurs de table, etc.

Or, si on considère qu'ils contiennent des principes délétères, plus ou moins violents, selon que l'alcool est tiré du *chiffon*, de *grains*, de la *fécule de pomme de terre*, de la *betterave*, du *riz*, du *maïs*, de *mélasses* ou d'*urines*, on juge aisément des ravages qu'il produit dans les estomacs, parisiens habitués à s'en abreuver largement.

La deuxième sophistication, celle qui a pour but de diminuer les droits d'entrée de l'alcool, se pratique par l'addition du *chlorure de calcium*, d'*essence* de *térébenthine*, de *benzine*, de *pétroles légers*.

ABSINTHE

O pochards, qui buvez avec componction des *perroquets* à bon marché dans les bibines

parisiennes, si vous pouviez assister à la distillation de votre boisson favorite, quelles sur-
prises cette opération vous ménagerait !

L'absinthe commune n'est le plus souvent
qu'un détestable mélange d'alcools *mauvais
goût*, dans lesquels on a fait entrer des *essences
communes* et même des *résines* ayant pour but
de mieux blanchir l'absinthe au contact de
l'eau.

On colore cet excellent breuvage avec du
bleu préparé à l'acide, des draps de laine teints
ou de l'*indigo*, mêlés à du *safran* et du *caramel; des verts d'aniline; des épinards*, du
génépi des Alpes, des *orties* ou des *feuilles
d'ache*.

Dans d'aucunes absinthes il a été trouvé de
la *gomme-gutte* et du *sulfate de cuivre*.

Sans doute, ces dernières étaient-elles des
plus estimées dans certaines bibines.

EAUX-DE-VIE

Les véritables eaux-de-vie (cognacs, fine champagne, armagnac, eau-de-vie, etc.) doivent, en principe, être uniquement constituées par de l'alcool de vin marquant cinquante degrés environ ; dans l'application, il en est autrement.

Ce qu'on débite au public parisien, sous l'étiquette : eau-de-vie, cognac ou fine champagne, n'est le plus souvent qu'un mélange hybride d'alcool malsain et de substances bizarres, ayant pour but de développer, dans ce liquide malpropre, le bouquet, la saveur et la couleur des véritables eaux-de-vie.

Le *bouquet* s'obtient par l'addition à un alcool de pommes de terre ou de tout autre matière, voire même d'*urines : d'ammoniaque, d'acide sulfurique, d'acétate d'ammoniaque, de gomme adragante, de savon blanc !*

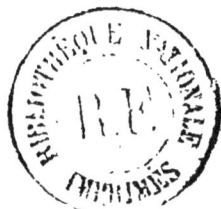

6

L'acide sulfurique n'est introduit qu'en très petite proportion (heureusement); sa fonction est de développer le bouquet analogue à celui des vieilles eaux-de-vie.

Les autres ingrédients hétérogènes signalés plus haut ont une fonction moins prétentieuse ; ils communiquent simplement à l'alcool de mauvais aloi l'onctuosité désirable.

La *saveur*, c'est-à-dire le mordant nécessaire au palais, est fournie par l'adjonction de matières âcres, telles que des extraits de *pyrèthre,* de *gingembre*, de *stramoine,* de *piment,* de *laurier-cerise,* d'*alun,* d'*ivraie*, le *poivre long* et le *poivre ordinaire.*

Ces mélanges détestables sont néanmoins fort appréciés de certains palais blasés qui se délectent agréablement à l'absorption d'*eaux-de-vie* dites *tord-boyaux,* véritables poisons d'une efficacité certaine.

Enfin, la *couleur* s'obtient par le moyen d'une *sauce*, recette particulière à chaque fabricant, lequel en garde précieusement la propriété, et qui est composée de substances astringentes et aromatiques.

Néanmoins, ces sauces ont toujours pour base le *cachou*, le *brou de noix* ou le *caramel* auxquels sont mélangés, au choix du débitant : la *réglisse verte*, l'*iris de Florence*, le *thé suisse*, le *capillaire du Canada*, le *thé Hyswin*, le *sassafras*, la *fleur de genêt*.

Certains industriels remplacent la teinture alcoolique par une infusion d'eau colorée, ajoutée à chaud à la fausse eau-de-vie.

GENIÈVRE

Le genièvre véritable, qui doit provenir de la fermentation des baies du genévrier et de la distillation du liquide en résultant, est peu fabriqué de cette façon naturelle.

Outre qu'on subtitue à la vraie liqueur le genièvre préparé avec l'*alcool de grains*, auquel sont ajoutées des baies de genièvre moulues grossièrement, on vend encore, sous son nom, des *eaux-de-vie d'orge*, de *seigle*, ou de *pommes de terre*, aromatisées à l'aide de *baies de genièvre*, de racines de *calamus*, d'*angélique*, de *carvi*, de *coriandre*, et pimentées ou adoucies avec du *sucre*, de la *réglisse*, des *graines de paradis*.

D'aucuns genièvres sont altérés par la présence de *sels de cuivre* ou falsifiés, à l'aide de *substances végétales âcres*, d'*eau*, de la *coque du Levant*, du *laurier-cerise*, de l'*acide sulfurique*, de l'*alun*.

On le voit, les moyens ne manquent pas aux industriels pour livrer aux consommateurs parisiens d'*excellents genièvres à bon marché*, issus de toute autre chose que des baies du genévrier.

KIRSCH

Certains distillateurs fabriquent le kirsch avec de l'*alcool de marc de raisin*, de *fécule* ou de *grains*, macéré avec des *feuilles de laurier-*

cerise, des *feuilles* ou des *fleurs de pêcher* et mélangé à de l'*eau distillée de laurier-cerise* et à des *essences de noyaux;* d'autres font du kirsch avec de l'alcool *affaibli,* légèrement sucré et aromatisé avec des essences d'*amandes amères* ou de *nitro-benzine.*

RHUM

Le vrai rhum est un produit à peu près inconnu en France où l'on vend en son nom, et très cher, le *tafia,* liquide distillé résultant de la fermentation du jus de la canne à sucre, quand le rhum est le produit distillé de la mélasse de canne, après sa fermentation.

Les rhums à bas prix sont frelatés de façons multiples : soit par le *coupage,* soit par la préparation, de toutes pièces, avec de l'alcool *mauvais goût,* de l'*eau,* de l'*acide* et de l'*éther formique,* de *l'éther acétique* et de *l'éther butyrique.* On les colore avec des *pruneaux,* du *goudron*, du *girofle*, et des *râpures de cuir tanné*, qui lui donnent son bouquet particulier.

Certains fabriquants même ne se donnent pas la peine d'y mélanger ces dernières matières ; ils se contentent de faire macérer dans l'alcool, destiné à devenir rhum, des vieilles chaussures, dont les débris ne manquent pas sur le pavé parisien.

DIVERS

Quant aux autres produits alcooliques, que nous qualifions du nom de divers, les apéritifs de toute nature, ils sont composés avec le même sans-gêne et débités largement, sortis frais des distilleries, où ils ont subi les métamorphoses des différents genres décrits précédemment.

CHAPITRE II

VINS

Le vin, nous n'avons la prétention de l'apprendre à quiconque, est la liqueur alcoolique, et acidulée ou sucrée, résultant de la fermentation du jus du raisin ; il se divise en trois grandes classes :

Vin sec, dans lequel l'alcool prédomine ; il est rouge ou blanc, transparent et fluide ;

Vin liquoreux et sucré, dans lequel une certaine quantité de matière sucrée a résisté à la fermentation ;

Vin gazeux ou mousseux dont la fermentation a été suspendue à dessein et qui contient de l'acide carbonique en dissolution.

Voici, pour la France, les crus les plus renommés, d'après Baudrimont :

En *Champagne*, les vins blancs des crus de Sillery, Aï, Mareuil, Hautvillers, Dizy, Epernay, Cramant, Avize, le Ménil, et ceux de quelques autres crus du département de la Marne, sont recherchés dans tous les pays, tant pour leur mousse pétillante que pour leur goût agréable quand ils ne moussent pas ; cette province fournit aussi des vins rouges non moins précieux que l'on récolte à Verzy, Verzenay, Mailly, Saint-Basle, Bouzy, Saint-Thierry, Cumières, dans le département de la Marne, et sur les coteaux des Riceys, de Balnot-sur-Laigne, d'Avirey et de Bagneux-la-Tosse, dans le département de l'Aube.

La *Bourgogne* produit des vins rouges qui se distinguent par l'éclat de leur couleur, par leur goût agréable et délicat, par beaucoup de finesse, beaucoup de spiritueux, et un parfum très suave. Les principaux crus sont ceux de

osne, de Romanée-Conti, de Richebourg, de
lusigny, de la Tâche, du Clos-Vougeot, de
hambertin, de Nuits ou Clos-Saint-Georges,
e Corton, de Volnay, de Pomard, de Beaune,
e Chambolle, de Mercurey, de Savigny, de
leursault, dans le département de la Côte-
'Or; le vin de Pitoy, des Préaux, de la Chaî-
lette, de Migraine, dans le département de
'Yonne ; enfin, les vins de Thorins, dans
lelui de Saône-et-Loire.

Les meilleurs vins blancs de Bourgogne
ont ceux de Montrachet, de Chevalier-Mon-
rachet, de Lapeyrière, de la Goutte-d'Or, des
Charmes, et plusieurs autres du territoire de
Meursault, dans le département de la Côte-
d'Or; les vins de Vaumorillon, des Grisées,
de Chablis, dans le département de l'Yonne ;
ceux de Pouilly et de Fuissé, dans le département de Saône-et-Loire. La Bourgogne fournit, en outre, beaucoup de vins ordinaires
pour la consommation journalière.

Les vins rouges du *Bordelais* se distinguent
par un bouquet très prononcé, agréable, et

une légère âpreté ; les plus renommés sont,
dans le canton de Médoc, ceux de Château-
Laffitte, de Château-Latour, de Château-Mar-
gaux, de Château-Haut-Brion, de Saint-Julien,
de Panillac, de Saint-Estèphe, de Saint-Emi-
lion, de Larose, des Palus, de Talence, de
Léoville, de Pessac et de Mérignac.

Parmi les vins blancs, on distingue ceux de
Bommes, de Rions, de Blanquefort, de Grave,
de Sauterne, de Barsac, de Preignac et de
Langon. Le Bordelais fournit aussi comme la
Bourgogne beaucoup de vins ordinaires. Dans
les Landes, les vins de Messanges, de Sarliat
et des rives de l'Adour dits vins de table, riva-
lisent avec ceux de Bordeaux.

Dans le *Périgord*, on trouve des vins rouges
de la Terrasse, de Pecharmont, de Campréal,
de Bergerac, et les vins blancs de Monbazillac,
du Saint-Messans et de Sancé.

Le *Dauphiné* produit des vins rouges de
l'Ermitage, de Tain, de Croze, de Mercurol,
de Reventin.

Le *Lyonnais* fournit des vins rouges de Moulin-à-Vent, de Côte-Rôtie et de Sainte-Colombe, et le vin blanc de Condrieu.

Dans le *Languedoc*, on récolte une très grande quantité de vins rouges très spiritueux et très corsés ; nous citerons ceux de Tavel, de Lirac, de Saint-Geniès, de Saint-Laurent, de Carnols, de Cornas, de Saint-Georges, de Saint-Christol et de Saint-Joseph. Les vins blancs de cette province sont, pour la plupart, liquoreux ; on recherche particulièrement les vins muscats de Frontignan, de Lunel, de Maraussan, et les vins mousseux et non mousseux de Saint-Péray.

Dans le *comtat d'Avignon* et la principauté d'Orange, on distingue les vins rouges du Château du pape Clément, de Châteauneuf et les vins muscats de Baume.

La *Provence* fournit les vins rouges de la Gaude, de Saint-Laurent, de Cagnes et de Saint-Paul.

Le *Béarn* possède les excellents vignobles de Jurançon et de Gan, qui fournissent des vins blancs et des vins rouges également recherchés.

Le *Roussillon* produit des vins rouges d'une couleur foncée, très corsés et très spiritueux ; ceux que l'on récolte à Collioure, à Bagnols, à Cosprons, à Grenache sont estimés pour leur bon goût et leurs vertus toniques. Parmi les vins blancs, on remarque particulièrement ceux de Rivesaltes (arrondissement de Perpignan), de Cosprons, de Saint-André et de Prépouille-de-Salles.

La *Corse* produit des vins rouges de Sari, très estimés, et ceux du cap Corse.

Enfin, parmi les autres provinces de la France, plusieurs possèdent des vignobles dont on tire des vins d'excellente qualité.

Ainsi, pour les vins rouges, on trouve Chénas et Fleurie dans le Beaujolais; le petit coteau de Chanturgues, près de Clermont-Ferrand, en Auvergne ; pour les vins blancs, les coteaux d'Angers, de Saumur et de Vauvray, et quelques vins du Jura et du Dauphiné, connus sous le nom de vins de paille.

Parmi les vins étrangers nous citerons :

Espagne. — Vins de Xérès, de Pakaret, de Sèche, de Val-de-Pêñas, de San-Lucar, de Bénicarlo, de Vinaroz, de Tinto ou d'Alicante, de Tintilla ou Rota, de Malaga, de Rancio, de Malvasia, de Saragosse et de Carinena.

Portugal. — Vins de Porto ou Oporto, de Carcavello et de Lamalonga.

Suisse. — Les vins rouges de Boudry, de Cortaillods et le vin blanc de Chiavenna.

Italie. — Les vins de Læryma-Christi, de Malvoisie, d'Albano, de Palerme, d'Orvieto, de Monte-Fiascone, de Monte-Pulcino, de Montalicino, de Riminèse, de Santo-Stéphano, de Capri, de Barolo, d'Asti, etc.

7

Sicile. — Les vins de Marsala, de Catane, de Syracuse et de Girgenti.

Allemagne. — Les vins du Rhin, de la Moselle et de Tokay.

Turquie d'Europe et d'Asie. — Les vins de Kotnar en Moldavie, celui de Piatra en Valachie, celui de l'île de Chypre et ceux des îles de Chio et de Candie ainsi que celui de Kersoan, en Syrie.

Asie. — On y distingue les vins de Chiraz (Perse), de Shamaki et du Yesed.

Afrique. — Les vignobles du cap de Bonne-Espérance se font remarquer par les deux clos de Constance.

Iles de l'Océan Atlantique. — Les vins de Madère, de Ténériffe, de Gomère, de Palme, des Açores sont très estimés.

Amérique. — Les provinces septentrionales

de cette partie du monde sont très riches en vignobles et l'on trouve des vignes sauvages dans toutes les forêts des Etats-Unis et du Canada, depuis les bords du Mississipi jusqu'aux rives du lac Erié.

Le raisin du Médoc a été introduit à Philadelphie, et l'on a retiré un vin assez semblable à celui des crus inférieurs du Bordelais.

De toutes les boissons naturelles il est le plus employé dans notre pays, et, à Paris seulement, on en consomme plus d'un million d'hectolitres, annuellement.

Avons-nous besoin d'ajouter, après cet aperçu, que de toutes les substances employées à l'alimentation, le vin est celle qui subit le plus de falsifications.

Au surplus, nos ancêtres nous ont laissé, à cet égard, quelques principes dont l'usage ne s'est point perdu ; l'habitude de sophistiquer le vin remonte fort loin, puisque les Romains se méfiaient de certains vins de la Gaule Narbonnaise mêlés de drogues diverses. Du reste, la falsification a suivi son cours, dans les âges passés, en raison directe des découvertes de

la science. Ne voyons-nous pas avec un éton-
nement, mêlé d'une certaine admiration, nos
bons aïeux du xiiie siècle profiter immédiatement de l'avancement des arts chimiques pour
introduire dans le vin du : *plomb,* de l'*alun*
et du *fer*.

Comment à notre époque, si merveilleuse
au point de vue de l'étendue de la science,
les industriels se feraient-ils faute de falsifier,
ou même de produire sans l'aide d'aucuns
raisins les vins de tout ordre et de toute provenance, malgré la quantité si grande de crus,
dont notre précédente liste ne donne qu'un
faible échantillon du nombre.

Les sophisticateurs ont à leur aide une
quantité si variée de moyens d'action pour
frauder le vin qu'il nous a fallu employer une
méthode rationnelle dans notre description de
ses falsifications. Autrement, nous aurions pu
égarer le lecteur dans foule de détails qui
doivent être coordonnés.

ALTÉRATIONS

Avant d'aborder la falsification proprement dite, il nous faut parler des altérations, les unes *toxiques*, par la négligence des débitants, les autres *artificielles*, de par la volonté des marchands de vin.

Altérations toxiques.

Le vin peut être altéré par des sels de *plomb* dus :

1° Au rinçage des bouteilles, dans lesquelles des grains de plomb ont pu demeurer ;

2° A l'usage existant, dans certaines maisons, de faire monter le vin à l'aide de pompe dont les tuyaux de plomb restent en contact avec ce liquide ;

3° A ce que les vins ont coulé sur des comptoirs dont la table est formée d'alliage de plomb et d'étain.

Les débitants de vins, pour ne perdre aucune goutte de cette marchandise, lorsque, transvasée du broc dans le verre d'un client, il en tombe sur le comptoir, la recueillent dans un récipient placé au-dessous de ce comptoir. A la fin de la journée, les différents vins, qui s'y réunissent ainsi, sont soigneusement versés dans un broc spécial, et revendus sous le nom de *baquetures*.

Le vin peut aussi contenir du *cuivre* dû :

1° Au tuyau de cuivre à travers lequel s'écoulent les baquetures et aux instruments de cuivre employés dans les chaix ;

2° A l'eau-de-vie qu'on y mêle, laquelle contient parfois, et accidentellement, un sel de cuivre en dissolution.

Enfin, il peut renfermer du *zinc*, par suite de son contact avec des ustensiles en zinc.

Altérations artificielles.

La principale des altérations artificielles est le *coupage*, qui consiste à mêler, un vin dépourvu de qualité, dégénéré ou ayant un goût désagréable, à un autre vin, pour le bonifier. Les vins du Midi sont employés largement, à cet effet, et servent à *couper* ceux de l'Orléanais, des pays riverains de la Loire, de Sancerre et de la basse Bourgogne.

Enfin des *vins rouges purs* ne sont autres qu'un mélange de vin rouge et de vin blanc.

Les autres altérations artificielles sont l'introduction, dans certains vins, de *potasse*, pour atténuer ou enlever leur acidité, et d'*acide tartrique* pour donner au contraire cette acidité.

FALSIFICATIONS

Les matières entrant dans la composition du vin, pour sa falsification, sont nombreuses. Voici les principales : l'*eau*, l'*alcool*, le *sucre*, le *cidre*, le *poiré*, la *glucose*, la *craie*, le *plâtre*, l'*alun*, les *acides acétique*, *salicylique*, *tannique*, *tartrique*, le *carbonate de soude*, le *carbonate de potasse*, le *chlorure de sodium*, la *glycérine*, les *amandes amères*, les *feuilles de laurier-cerise*, les *matières colorantes les plus variées ;* elles donnent lieu à une série d'opérations dont voici la nomenclature : *mouillage, vinage, sucrage, plâtrage, alunage, salicylage, préparation par les carbonates alcalins, coloration, traitement par l'acide sulfurique* et *les acides organiques.*

En outre de ces opérations frauduleuses, qui transforment le jus de la vigne de mille et une manières, on débite des vins faits avec de la *piquette et des lies pressées ;* des *vins de raisins secs* et *glucosés,* et, enfin des *vins factices,* dans la fabrication desquels se retrouve toute l'ingéniosité humaine.

La *fraude,* sur les mesures et la nature du cru, terminera cet intéressant aperçu des *traitements subis* par le vin.

Mouillage.

Le mouillage, ou addition d'eau au vin, est le principe même de sa falsification ; c'est un travail des plus simples, qui remonte à la plus haute antiquité. Aussi, les débitants parisiens, imbus sans doute de l'axiome : *Usage fait loi,* ont-ils, depuis quelque temps, la fallacieuse idée de transformer la coutume du mouillage en une opération licite.

Cette candeur des marchands de vins a été appréciée à sa juste valeur par la masse des consommateurs, fort rebelle au principe même du mouillage.

Il est certes indélicat de mouiller le vin à

7.

grand renfort d'eau, mais il l'est davantage
de chercher à cacher les effets de ce mouillage.
C'est néanmoins ce que font les fraudeurs,
sans le moindre scrupule.

Le vin troublé, par une trop forte addition
d'eau, est renforcé en couleur au moyen de
matières colorantes artificielles. Il passe à
l'octroi, coloré et viné au maximum, puis, les
droits acquittés, on le dédouble avec de l'eau.

Vinage.

Le vinage est une opération qui a pour but
de rehausser, par une addition d'alcool, la richesse spiritueuse des vins susceptibles d'alté-
ration. Le vinage est donc un alcoolisage. Sous
couleur de rendre aux vins faibles ou acides la
force et les qualités nécessaires pour supporter
les voyages, le vinage est une source d'abus.

En outre, le vinage, qui devrait se pratiquer
avec le seul alcool de vin, n'est le plus souvent opéré qu'à l'aide d'*alcools* de *grains*, de
fécule ou de *betterave*.

Le vinage, en ces conditions, enlève aux vins leur qualité de boisson tonique et les transforme en un breuvage excitant, stupéfiant et forcément nuisible par un usage permanent.

Sucrage.

On ajoute au vin, ou plutôt à son moût, une certaine quantité de sucre, quand celui-ci fait défaut après une mauvaise récolte.

Naturellement, nombre d'individus se gardent soigneusement d'employer à cette opération du sucre véritable ; ils le remplacent paisiblement par la *glucose,* et, donnent alors à leur vin, sucré de la sorte, les moyens sûrs de provoquer l'ivresse plus rapide, des malaises immédiats et l'ébranlement nerveux.

Plâtrage.

On introduit le *sulfate de chaux* dans le vin médiocre, pour le clarifier, aviver sa couleur, réduire ses lies et prévenir les altérations que le transport pourrait lui faire subir.

Le plâtrage, inutile aux vins de bonne qualité, est particulièrement appliqué aux vins de mauvais goût, dépourvus de force, provenant de raisins moisis et non parvenus à maturité, ou aux vins trop colorés et trop riches en tartre.

En somme, le vin plâtré est nuisible à la santé du consommateur.

Alunage.

L'alun s'ajoute au vin, et quelquefois dans la proportion de cent cinquante à deux cents grammes par hectolitre :

1° Pour rehausser la couleur ;

2° Pour clarifier le vin et même assurer la conservation de celui d'exportation ;

3° Pour lui donner une saveur analogue à celle qu'offre le vin de Bordeaux ;

4° Pour corriger le vin additionné d'eau en lui donnant une certaine âpreté ou *verdeur*.

La saveur styptique, ainsi obtenue par ce moyen factice, peut être d'un effet très nuisible.

On emploie également le *sulfate de fer*, dans le même but que l'alun.

Salicylage. — Préparation par les carbonates alcalins.

· On salicyle le vin, au moyen de salicylate de soude ou d'acide salicylique, pour arrêter sa fermentation et assurer ainsi sa conservation.

L'usage de cet acide produit des effets nuisibles sur la santé publique.

On fait usage également de la *moutarde*, dans le même but.

L'emploi des *carbonates alcalins* ou *terreux* a lieu pour les vins aigris, dont on adoucit la saveur en les saturant de *carbonate de potasse*, de *soude* ou de *chaux*.

Coloration.

La chimie vient puissamment en aide aux *teinturiers du vin*, lesquels ne se font pas faute d'user de tous les moyens mis par la science à leur disposition pour colorer le vin.

En outre des vins très foncés de couleur, et, dits *vins teinturiers*, mêlés aux vins blancs communs ou aux vins très peu colorés, les fraudeurs se servent de matières tinctoriales étrangères dont le nombre augmente chaque jour.

On colore le vin avec des *baies d'hièble*, de *troëne*, de *myrtille*, de *sureau*, de *phytolacca ;* les *bois d'Inde*, de *Fernambouc*, du *Brésil*, de *Campêche ;* les *mûres*, les *betteraves ;* la *rose trémière*, le *coquelicot*, le *tournesol*, la *mauve*, l'*orcanette*, l'*indigo*, la *cochenille ;* la *fuchsine ;* une substance dite *caramel*, formant un sirop vineux d'une grande puissance colorante, composée de *caramel*, de *glucose* et d'un sel de *rosaniline ;* une liqueur, préparée en Champagne, avec des *baies de sureau* et d'*hièble*, additionnée d'alun, d'eau ou de petit vin et appelée *vin de Fismes* ou *de teinte*.

A cette liste de produits tinctoriaux s'ajoute évidemment d'autres matières, introduites nouvellement, et que les experts chimistes n'ont pu encore découvrir.

Traitement par l'acide sulfurique et les acides organiques.

L'emploi de l'acide sulfurique est assez peu pratiqué ; il a pour but d'aviver la couleur.

Il est rare également que des acides organiques soient ajoutés au vin. Quelquefois, cependant, on l'additionne d'*acide tartrique,* pour lui donner un goût acerbe, ou lorsqu'il tourne au bleu ; d'*acide acétique* pour relever sa saveur, s'il est trop plat ; de *tannin,* lorsqu'il tourne à la graisse.

Vins de piquette et de lies pressées.

On nomme piquette une boisson employée assez souvent au coupage des vins ; on l'obtient par la fermentation du marc de raisin en présence de l'eau. C'est avec cette boisson, mêlée à des *lies de vins*, qu'on prépare un vin spécial, assez inoffensif.

Mais d'aucuns industriels savent employer plus intelligemment les *lies*.

Certains vinaigriers parisiens, patentés comme tels, au lieu de faire servir à la fabrication des vinaigres les *lies de toutes espèces* qu'ils achètent, se livrent, à l'abri de leur patente, au trafic des *vins de lies pressées*, sorte de boisson dont la lie est la base, mais où il entre de l'*eau*, en grande proportion, un peu de *gros vin du Midi*, des *résidus* de toute nature, des *baquetures* ou égouttures des comptoirs des débitants, et jusqu'à la *couche de tartre* adhérente aux futailles. Tout cela, mêlé à de la glucose, est fermenté et produit du vin.

Nous avons déjà fait connaître comment les *baquetures* pourraient, accidentellement, contenir des sels de plomb ou de cuivre ; en outre, les *lies* renferment les matières animales ayant servi au collage.

Il en résulte que la consomation de *vins de lies* n'est pas sans danger.

Vins de raisins secs et glucosés.

Certains œnophiles, effrayés par l'invasion du phylloxera, ont eu la pensée de tirer du vin des raisins secs ; en principe, l'idée était bonne. Elle devait constituer une ressource provisoire, et après tout, comme la composition de ce vin différait peu de celle des vins naturels, on s'y habitua, si bien même, que la fraude ne tarda pas à se montrer.

Depuis l'apparition du vin de raisins secs, des années se sont écoulées, le phylloxera a cessé ses ravages, ou plutôt les vignes arrachées et replantées produisent à nouveau; cependant le vin de raisins secs vit toujours.

Remonté avec de l'alcool additionné de tartre, et coloré avec des dérivés de la houille ou d'autres matières colorantes, il est mélangé au vin ordinaire, ou même substitué totalement à ce dernier.

Mais, le plus curieux, c'est que le vin de raisins secs est lui-même fraudé et remplacé, partiellement ou en totalité, par des solutions de *glucose* que l'on fait fermenter sur des marcs.

Vins factices.

En dehors des falsifications que nous venons d'indiquer, on fabrique de toutes pièces des vins dans lesquels le jus du raisin n'est qu'à l'état de mythe.

Certains liquides, dans lesquels on a imité par la synthèse le résultat de la fermentation du suc de raisin avec des eaux fermentées sur des corps sucrés, sont débités, sous le nom de vin, dans le commerce.

Les corps sucrés employés à cet usage sont des *sirops de fécule,* des *fruits secs* ou du *sucre brut;* on se sert également de *baies de genièvre,* de *semences de coriandre,* de *pain de seigle* sortant du four et coupé par morceaux.

Après la fermentation, on tire au clair et on colore avec une *infusion de betterave* ou tout autre matière tinctoriale.

On fabrique même un vin uniquement tiré du *jus de betterave rouge.*

L'*eau,* le *vinaigre,* et le *bois de Campêche,* mêlés à une faible proportion de *gros vin du Midi,* constituent également un liquide vendu sous la dénomination de vin ordinaire.

Le VIN DE PORTO se fabrique avec du *cidre,* de l'*eau-de vie,* de la *gomme gutte;*

Le VIEUX VIN DU RHIN est aisément remplacé par un mélange de *cidre,* d'*eau-de-vie* et d'*éther azotique alcoolisé;*

Certains VINS BLANCS ne sont autre chose qu'un produit de *glucose* et d'*alcool;*

D'autres s'obtiennent par la fermentation de la *groseille à maquereau;*

Avec du raisin sec, macéré dans du petit vin, additionné de *sucre de froment,* de *bicarbonate de potasse* et d'*acide tartrique,* on obtient du VIN D'ESPAGNE;

Les VINS LIQUOREUX D'ALICANTE, de MALAGA, de RIVESALTES, de GRENACHE et les VINS SECS de MADÈRE se font avec du moût de raisin très doux et bien mûr, additionné d'un tiers d'*alcool mauvais goût;* à ce mélange on ajoute des *coques d'amandes grillées,* du *brou de noix,* de la *fleur de sureau* et de *tilleul,* de l'*écorce d'angélique,* de *citron,* d'*orange* et de *cédrat,* de la *muscade,* de la *girofle,* du *benjoin,* du *styrax.*

Ces différentes matières, infusées préalablement dans l'eau-de-vie, servent à donner le bouquet;

Le CHAMPAGNE est fraudé avec des *vins blancs de Lorraine ou de Bourgogne,* des *piquettes,* des *raisins secs,* du *cidre ou du poiré;* on clarifie par le moyen du *tannin*, de la *gélatine,* ou de l'*alun* et on sucre. Après avoir fait fermenter en bouteille, on dégorge ce mélange comme pour le vrai champagne.

Un autre genre de fraude du champagne est celle qui consiste à *muter des vins blancs et à les charger d'acide carbonique.*

Fraudes.

Enfin, la dernière fraude sur les vins consiste à tromper sur la quantité du liquide vendu.

Ainsi la feuillette de Bourgogne, de *cent trente-six litres*, n'en contient souvent que *cent vingt-huit* à *cent trente ;* celles de Pouilly et de Sancerre, de *deux cent vingt-cinq,* en rendent rarement plus de *deux cent cinq ;* celles de Gaillac et de Cahors, de *deux cent vingt-huit,* n'en fournissent guère plus de *deux cent*

dix-huit à *deux cent vingt;* celles de Beaune
et de la Côte-d'Or, de *deux cent vingt-huit,*
rendent *deux cent vingt-deux;* les pièces de la
Vienne, de *deux cent trente,* perdent de *dix*
à *quinze litres.*

CHAPITRE III

BIÈRE — CIDRE — VINAIGRE

BIÈRE

Les éléments indispensables à la fabrication de la véritable bière sont : l'orge germée, le houblon, la levure et l'eau auxquels on a subtitué de prétendus succédanés pour sa falsification.

La substance coûteuse, entrant dans la fabrication de la bière, est le houblon ; aussi est-il naturel de voir les fraudeurs chercher le meilleur mode de remplacer ce produit.

Les sophistificateurs n'ont, du reste, que l'embarras du choix et possèdent, pour l'usage qu'ils en veulent faire, les substances végétales amères telles que : l'*aloès*, le *chardon bénit*, l'*absinthe*, la *coque du Levant*, la *coloquinte*, la *gentiane*, le *lichen amer*, les *feuilles de noyer*, le *trèfle d'eau*, la *germandrée*, le *fiel de bœuf*, la *noix vomique*, le *quassia amara*, la *petite centaurée* et l'*écorce de saule*. Ces substances sont employées en décoction.

La teinte s'augmente par l'emploi du *caramel*, du *suc de réglisse*, de la *chicorée* ou du *rob de sureau*.

L'arome s'obtient avec des *clous de girofle*, des *bois de genièvre* ou des *fleurs de tilleul*.

L'orge est remplacé par la *mélasse*, le *sirop de glucose* ou de *fécule*, le *riz*, le *maïs*, la *pomme de terre* et la *glycérine*.

La bière est rendue plus sapide, et aussi plus enivrante, par l'addition de substances vénéneuses, telles que l'*opium*, la *semence de colchique*, la *belladone*, l'*ivraie*, la *stramoine*, le *pyrèthre*, la *graine du paradis*, la *jusquiame*, le *piment des jardins*, le *gingembre* ou le *garou*.

Enfin, pour relever l'*eau* qui l'affaiblit, on y ajoute du *sel marin* et de l'*alcool de commerce*.

Et, pour donner à ces mixtures la consis-

tance mucilagineuse, la saveur piquante qui
leur manquent, les fabriquants de bière artificielle y mêlent de l'*eau de chaux*.

Cela ne suffit pas.

Les fraudeurs ajoutent au tout des *débris
gélatineux* et *invendables* de boucherie, des
dépouilles de cheval, de *mouton*, de *bœuf* ou de
veau, bizarres matières qu'ils font bouillir dans
l'amalgame précédemment détaillé.

Quelques jours de fermentation font de tout
cela un produit qui a de vagues ressemblances
avec la bière véritable ; on y ajoute alors de
l'*eau-de-vie de grains* et de la *chaux*, pour lui
donner du goût.

On conçoit qu'une telle composition, bien
loin de rafraîchir et de concourir à la digestion,
produit sans peine un sensation de sécheresse
et d'âcreté dans la bouche, qu'elle augmente
le besoin de boire, et, ne tarde pas à déter-
miner des troubles dans l'économie.

La bière, dite *bière du dimanche*, est un mélange de *bières passées*, traitées par *l'acide tartrique* ou le *bicarbonate de soude*. Ce composé,

8

préalablemeut *salicylé*, est ajouté à de la bonne
bière.

CIDRE

Le cidre est un des liquides alimentaires le
moins fraudés.

Néanmoins, on en livre, dans le commerce,
mouillé, *glucosé* et *coloré*; on le fait aussi avec
des *pommes tapées*, auxquelles on ajoute de
l'*acide tartrique*, des *vieux raisins secs* et des
figues avariées.

Il peut encore être fraudé par le moyen du
houblon, de la *betterave*, de la *mélasse* et du
miel qui servent à masquer sa pauvreté ; par
celui de la *soude*, de la *craie*, des *cendres* et de
la *chaux*, ajoutées pour cacher son aigreur ;
par l'*acétate de plomb*, la *litharge* et la *céruse*,
pour le clarifier.

VINAIGRE

Quand le vinaigre n'est pas fait avec des *vins fraudés* eux-mêmes, on en fabrique de *factice*.

Le vrai vinaigre est le plus souvent coupé avec de l'*eau* et ensuite rehaussé avec de l'*acide sulfurique*, de l'*acide nitrique*, de l'*acide chlorhydrique*, de l'*acide oxalique* ou de l'*acide tartrique*.

On lui donne du mordant avec des *substances âcres* macérées, telles que le *poivre long*, la *semence de moutarde*, le *garou*, le *pyrèthre*, le *piment de la Jamaïque*, la *graine de paradis*, ou des *substances salines*, telles que le *sel de chaux*, l'*alun*, le *tartre*, l'*acétate* et le *sulfate de soude*.

Les bons vinaigres sont aussi coupés avec d'autres inférieurs : *vinaigres de bière*, de *poiré*, de *cidre*, de *glucose*, de *grains*, de *lies*, de *bois* et de *vins impurs alunés*.

Quant aux *vinaigres factices*, ce sont ceux tirés paisiblement de tous autres produits que l'alcool de vin et vendus non moins tranquillement au bon public comme vinaigre blanc d'Orléans.

Tels sont les vinaigres tirés du *riz*, de l'*acide sulfurique* et du *carbonate de chaux;*

Ceux des *lies*, relevés au moyen de substances âcres;

Ceux provenant de la *distillation du bois*, et colorés au moyen du *caramel;*

Enfin, ceux de *bière*, de *glucose*, de *cidre*, de *poiré* et de *grains*.

CHAPITRE IV

LIQUEURS DE TABLE

Sous le nom générique de *liqueurs de table*, dit Baudrimont, on comprend, quel que soit le nom dont on les décore, des mélanges d'alcool, de sucre et d'eau, en proportions variables, et auxquels on a ajouté les aromates que l'on croit les plus propres à flatter l'odorat et le goût. Le principe aromatique est introduit tantôt en nature, en faisant infuser dans l'alcool, ou tantôt sous la forme d'eau aromatique, d'alcoolat, ou bien encore sous celle d'huile essentielle.

Les liqueurs de table sont ordinairement

8.

distribuées en quatre catégories, dont les noms sont suffisamment significatifs ; ce sont : les liqueurs ordinaires, les liqueurs demi-fines, les liqueurs fines et les liqueurs surfines. Ces désignations reposent moins sur la qualité des substances employées que sur les proportions respectives de sucre et d'eau.

On subdivise encore les liqueurs en liqueurs ordinaires ou Eaux, en crèmes, en huiles et en ratafias. On ajoute ensuite à ces dénominations un nom plus ou moins pompeux et séduisant : Eau de noyau, Crème des Barbades, Huile de Vénus, etc. On pourrait encore les subdiviser en : liqueurs composées (Chartreuse, Elixir de Garus, liqueur de Raspail, etc.).

Les liqueurs sont, non seulement aromatisées à l'aide de principes pénétrants et diffusibles, mais elles sont le plus souvent colorées artificiellement, sans que cette pratique ajoute à leur qualité réelle. Comme les couleurs dues aux sucs de fleurs et de fruits sont très fugaces, et, par conséquent, de courte durée, celles que possèdent les liqueurs leur sont données à l'aide de préparations ou teintes dont la base

varie pour chaque coloration : les couleurs
rouges sont à la cochenille, au santal, au bois
de Fernambouc, aux baies de myrtille, à l'orseille; les couleurs jaunes sont au safran, au
curcuma, au caramel, au gingembre; les couleurs bleues sont à l'indigo, à la cochenille am-
moniacale; les couleurs vertes, violettes et
orangées sont obtenues en combinant entre
elles les teintes précédentes.

LIVRE IV

LES HUILES

La fraude des huiles se pratique de la manière la plus simple : on les *mélange entre elles.*

Parfois, cependant, certaines sont additionnées de *graisses ;* d'autres contiennent des *résines ;* d'aucunes sont ramenées au poids spécifique par le moyen de l'*acide oléique ;* à plusieurs on ajoute des *hydrocarbures* de *pétrole*, de *houille*, de *schiste bitumineux.*

Enfin, certains industriels, adonnés spécialement à la fabrication des *huiles de lin* et de *moutarde*, récoltent chaque matin, dans les hôpitaux, tous les *cataplasmes* et *sinapismes* ayant *servi*, en retirent les farines humides, les font sécher, et passer ensuite à la meule qui en extrait l'huile.

En dehors de ces moyens d'action, les fabricants se bornent à pratiquer le mélange des hui'es à la façon que nous allons indiquer, en su'vant la liste alphabétique des principales huiles employées dans l'économie domestique, et par conséquent les plus sujettes à la sophistication.

HUILE D'AMANDES DOUCES

Est faite avec des huiles d'*arachide*, d'*œillette*, de *colza*, de *sésame*, de *noix*, de *faîne* et d'*abricots*.

HUILE D'ARACHIDE

Additionnée d'huiles de *coton*, 'd'*œillette* et de *sésame*.

HUILE DE BALEINE

Se confectionne avec des huiles de *phoque* et de *cachalot*.

HUILE DE BELLADONE

On lui substitue l'huile d'*œillette* ou d'*olive*, colorée au moyen du *curcuma*.

HUILE DE CHÈNEVIS

Fraudée avec l'huile de *lin* colorée par l'*indigo*.

HUILE DE CIGUË

Remplacée par l'huile d'*œillette* ou d'*olive*, colorée au *curcuma* ou à l'*indigo*.

HUILE DE COLZA

Faite d'huiles de *caméline*, d'*œillette*, de *lin*, de *ravison*, de *poisson*, de *baleine;* souvent on y ajoute du *suif*.

HUILE DE COTON

Additionnée, très rarement, d'huile de *faîne*.

HUILE DE CROTON

Est falsifiée au moyen d'huile de *ricin*.

HUILE DE FOIE DE MORUE

Ce breuvage nauséabond, si employé néanmoins, et que tant d'individus absorbent avec l'espoir d'une prompte guérison, est rarement extrait des foies de morue.

Parfois, il est tiré du *hareng* ou de la *sardine;* certaines huiles de foie de morue ne sont autres que celles de *baleine*, de *cachalot*, de *raie,* de *squale* ou de *phoque;* différentes *huiles végétales,* rendues odorantes par l'*huile de baleine,* et additionnées d'*iodure de potassium* ou d'*iode* sont vendues comme huiles de foie de morue.

Dans quelques-unes, enfin, on introduit de la *colophane*.

HUILE DE LAURIER

Celle-ci a les honneurs de différentes falsifications, indépendantes d'un simple mélange d'huile à huile.

On la fabrique :

1° Avec de l'*axonge* ou du *beurre,* macéré longtemps au bain-marie avec des *baies* ou des *feuilles de laurier* pilées ou des *feuilles de sabine ;*

2° Avec de la *graisse frelatée* colorée au moyen d'un *sel de cuivre ;*

9

3° Avec un mélange d'*axonge,* d'*indigo* et de *curcuma* et d'un peu d'huile de laurier.

HUILE DE LIN

Mélangée d'huiles de *poissons,* de *caméline,* de *colza,* de *chènevis.*

HUILE DE MARRON D'INDE

On y trouve de la *vératrine.*

HUILE DE NAVETTE

Faite d'huiles de *moutarde,* d'*œillette,* de *caméline,* de *lin,* de *baleine.*

HUILE D'ŒILLETTE

Additionnée d'huiles de *faîne* et de *sésame.*

HUILE D'ŒUFS

On lui substitue une *huile grasse* colorée au moyen du *curcuma*.

HUILE D'OLIVE

Falsifiée par le mélange d'huiles d'*œillette*, de *navette*, d'*arachide*, de *colza*, de *sésame*, de *faîne*, de *noix ;*

On y ajoute aussi parfois du *miel*, et on la mêle à de la *graisse de volailles*.

HUILE DE PALME

Mélangée à de la *cire jaune*, du *suif de mouton*, de l'*axonge*, colorée avec du *curcuma* et aromatisée par la *poudre d'iris ;* certains industriels la confectionnent même, de toutes pièces, avec ces ingrédients.

HUILE DE PÉTROLE

Arrangée à l'aide d'*huiles grasses*, d'essence de *térébenthine*, d'*écorces* et de *racines* différentes.

HUILE DE PIEDS DE BŒUF

Additionnée d'huiles de *colza*, de *baleine*, d'*œillette*, de *pieds de cheval*, de *graisses animales* mêlées à de l'huile d'olive.

HUILE DE RICIN

On y trouve de l'*huile d'olive*.

HUILE DE SÉSAME

On y ajoute des huiles de *pavot*, d'*arachide*, de *coton*, de *moutarde*.

PRODUITS COMMERCIAUX

PHARMACEUTIQUES, ETC.

PRODUITS COMMERCIAUX

PHARMACEUTIQUES, ETC.

L'industrie ne se borne pas à la falsification des matières servant à l'alimentation ; elle étend ce mode de traitement à la plupart de tous les produits : commerciaux, pharmaceutiques, chimiques, etc., pour en tirer le plus grand bénéfice.

Nous n'avons pas la prétention, dans cette deuxième partie, de décrire *toutes* les transformations qu'on fait subir aux marchandises débitées au public, non plus que la *totalité* des produits sophistiqués. Nous avons choisi les principaux, et, contrairement à l'ordre suivi dans la première partie de cet ouvrage, nous n'avons pas jugé utile de les classifier par catégories distinctes et rationnelles. Nous nous sommes bornés à les classer par ordre alphabétique.

ACACIA

Le commerce livre le plus souvent au public, sous le nom de suc d'acacia, le fruit encore vert du *prunier sauvage,* produit pesant, dur et âcre dont la saveur n'imite qu'imparfaitement celle de l'acacia.

ACIDES

Sans vouloir donner la nomenclature des acides, *tous falsifiés ou altérés,* nous en signalerons quatre, plus communément employés dans les compositions pharmaceutiques · ou autres : les acides *acétique, citrique, sulfurique et tartrique*.

L'ACIDE ACÉTIQUE est souvent altéré par la présence de l'*acide sulfureux*, du *sulfate* ou de l'*acétate de soude,* des *sels de chaux*, du *cuivre*, du *plomb*, du *zinc*.

L'ACIDE CITRIQUE, celui du citron, est fréquemment mêlé à de l'*acide tartrique*, de l'*acide oxalique* et du *sulfate de chaux*.

L'addition de ces différentes matières transforme aisément cet acide excellent en une composition de mauvais aloi qui sert à fabriquer des essences malpropres, *dites rafraîchissantes*.

L'ACIDE SULFURIQUE est parfois additionné de *soude*, de *sulfate de soude* ou d'*argile* pour augmenter sa densité.

L'ACIDE TARTRIQUE se rencontre mélangé d'*alun*, de *sulfate de potasse*, de *crème de tartre* ou de *chaux*.

ALOÈS

Nombre de matières entrent dans la falsification de l'aloès : la *gomme arabique*, les *os calcinés*, l'*ocre*, la *colophane*, la *poix-résine* et l'*extrait de réglisse*.

ALUN

Outre l'*acide sulfurique* et le *sulfate d'alumine*, l'alun renferme encore du *sulfate de soude* ; on substitue aussi à l'alun potassique de l'*alun ammoniacal*.

AMBRE

L'ambre gris, d'un prix très élevé, est fabriqué avec des *résines odorantes* ou des *matières analogues*. D'innombrables objets, vendus comme étant faits avec de l'ambre, n'ont pas d'autre provenance.

AMIDON

Nombre de blanchisseuses ne se doutent pas que leur amidon n'est le plus souvent qu'un composé de *fécule de pomme de terre*, de *carbonate de chaux* ou de *sulfate de chaux*, d'*argile blanche*, de *sulfate de baryte* et d'*eau*, au lieu d'être simplement le produit d'une matière amylacée.

Certains confiseurs emploient de l'amidon renfermant de trente à soixante pour cent de *poudre d'albâtre*.

ANIS

L'anis étoilé, qu'il ne faut pas confondre avec l'anis vert, est remplacée par la graine d'une plante appelée *skimi* et provenant du Japon.

Quant à l'anis vert poussant en Europe, on le mêle de *sable*, de *petites pierres* ou de *semences de ciguë*.

ARNICA

A cette plante on en substitue d'autres telles que l'*aunée* et le *pas d'âne*.

ARSENIC

Si bon marché que soit ce produit, on ne l'altère pas moins en le confectionnant avec du *charbon* mêlé à de l'*acide arsénieux*. Ce mélange, réduit en poudre, est mêlé à de l'eau, broyé en pâte et desséché.

BALEINE

La baleine est entièrement confectionnée de toutes pièces au moyen de la *corne*, ou du *caoutchouc vulcanisé* ; le *jonc noirci* remplace aussi aisément la baleine.

BAUMES

Les liquides connus sous le nom de baumes sont l'objet de nombreuses sophistications, ce qui n'empêche nullement leur emploi dans toutes espèces de cas.

Le BAUME DE COPAHU se fait avec de la *résine ;* de la *térébenthine* mêlée à de l'*essence de sassafras* et à de la *colophane ;* des *huiles de ricin,* de *pavot* ou de *navette.*

Le BAUME DE LA MECQUE est presque toujours remplacé par celui du *canada* ou de la *térébenthine* aromatisés d'*essence de citron ;* des mélanges de *benjoin,* de *styrax,* de *baume de Tolu* et de *térébenthine ;* des *résines* ou des *huiles.*

Le BAUME DU PÉROU n'est souvent qu'un composé de *benjoin,* de *colophane,* d'*alcool,* de térébenthine, de *résines de Copahu* et d'*huiles fixes*.

Le BAUME DE TOLU, déjà *épuisé*, est relevé par de la *colophane* et d'autres *résines*.

Le BAUME TRANQUILLE se vend sous forme d'un mélange d'*huile d'olive* ou d'*œillette*, coloré en vert par le *curcuma*, le *bleu de Prusse*, l'*indigo* ou l'*acétate de cuivre*.

BENJOIN

Quand le benjoin a été dépouillé de ses principes benzoïques, on le vend néanmoins, sans aucun souci, quoiqu'il ait alors perdu toute sa valeur commerciale.

BENZINE

Souvent, on s'étonne que la benzine, néanmoins longuement employée à décrasser des
vêtements, n'a produit que peu d'effet ; cela
tient à ce qu'elle était fort indélicatement
mêlée d'*essence de pétrole.*

BEURRE DE CACAO

Le *suif de bœuf,* la *moelle* de ce ruminant;
des *graisses quelconques,* de la *cire,* de l'*huile
d'amandes douces,* du *suif de mouton,* savamment amalgamés, produisent un beurre de
cacao, plus ou moins apprécié comme saveur,
il est vrai, mais parfaitement vendu.

BISMUTH

Les poudres de riz, si variées, dont le marché parisien est inondé, ne renferment, en matière de bismuth, qu'une poudre, vendue sous ce nom, mais fabriquée avec du *soufre*, du *fer*, de l'*arsenic*, du *cuivre*, de l'*antimoine* et du *plomb*.

BLANC DE BALEINE

On falsifie la baleine ; pourquoi hésiterait-on à sophistiquer le blanc de ce mammifère ?

On n'hésite pas, en effet, et en guise de ce produit, certains industriels livrent un mélange d'*acide stéarique*, de *suif*, d'*acide margarique* et de *matières graisseuses*.

BLEU DE PRUSSE

On s'étonne parfois du peu de consistance de certaines couleurs ; cela tient, en ce qui concerne particulièrement le bleu de Prusse, qu'on ne craint nullement de l'additionner d'*amidon*, d'*alumine*, de *sulfate* ou de *carbonate de chaux* pour augmenter son poids.

BOUCHONS

Le bouchon, déjà complice innocent de la falsification des beurres, graisses et huiles, ainsi qu'on a pu le voir dans la première partie de cet ouvrage, ne perd rien de ses qualités pour avoir drainé les matières grasses des égouts parisiens. Privé de ces matières,

fumigé, séché et taillé à nouveau, il est livré
au commerce, comme bouchon neuf, et va
derechef calfeutrer un goulot de bouteille.

Les bouchons portant une marque de grand
cru sont spécialement traités. La marque en
est soigneusement conservée, rafraîchie même
au besoin; les déchirures du liège, produites
par le tire-bouchon, sont habilement dissi-
mulées au moyen d'une pâte spéciale.

Ainsi remis à neuf, ces bouchons de haute
naissance, vendus à des restaurateurs à prix
secondaires, serviront à établir plus tard que
tel château-bercy ou clos-suresnes, apporté
respectueusement sur la table et débouché avec
attention, est un bordeaux supérieur ou un
bourgogne alléchant.

Il paraît que la récolte des vieux bouchons,
errant sur le pavé parisien, n'est pas suffisante
puisque l'on *falsifie le bouchon!*

En effet, à l'aide d'une pâte, faite de *liège*
en poudre ou en raclures et d'une *solution de
caoutchouc* dans de *l'essence de térébenthine*,
et passée dans des moules, on met au monde

des bouchons, d'une consistance douteuse, il est vrai, mais dont s'accommodent aisément les marchands de vins hétérogènes.

BOUGIE

Assez rarement falsifiée, avec de la *fécule* ou de la *paraffine*.

BOURGEONS DE SAPIN

Remplacés par ceux de la *sapinette blanche* d'Allemagne.

BOURRACHE

La fleur de la *vipérine* se transforme souvent, par les soins attentifs de certains droguistes, en bourrache.

CAMOMILLE

Différentes plantes étrangères subissent
aussi une semblable métamorphose et deviennent camomille.

CAMPHRE

Quoique fort abondant, et par ce fait très
peu cher, le camphre n'en est pas moins fabri-

qué artificiellement; on vend, sous son nom
de camphre, un produit qui n'est autre qu'un
chlorydrate d'essence de térébenthine.

Certains camphres sont fraudés à l'aide du
sel ammoniac.

CARMIN

Pour reprendre la suite des doléances sur
l'imperfection des couleurs, expliquons que le
carmin est falsifié avec du *vermillon,* de l'*alumine,* du *kaolin,* de la *fécule de pomme de
terre* et des *débris de cochenille.*

CHARBON ANIMAL

Le charbon animal ou *noir animal,* est l'objet
d'une telle consommation qu'on ne pouvait

négliger de le sophistiquer. Aussi n'a-t-on nul scrupule de le mélanger avec des *substances terreuses,* des *pierres,* du *sable,* de la *craie,* des *grenailles de fer,* des *scories,* du *charbon pulvérisé,* du *charbon de schiste,* du *poussier de charbon de bois,* des *débris de tourbe,* du *terreau épuisé,* de la *boue,* des *cendres pyriteuses,* du *noir ayant déjà servi.*

CHARBON DE BOIS

Le charbon de bois en poudre se vend mêlé de *terre* et de *sable.*

CHLOROFORME

On le falsifie avec de l'*éther ordinaire,* de l'*éther acétique,* des *composés méthyliques,* des *huiles hydrocarbonées*, et, malgré cela, on le vend comme étant absolument pur.

CIRE

Nombreuses sont les substances qui aident à marquer l'absence de cire dans le produit débité comme tel.

Ce sont : l'*eau ;* le *kaolin*, la *craie*, le *gypse*, les *os calcinés*, l'*ocre jaune*, le *sulfate de baryte*, la *fleur de soufre ;* la *farine*, l'*amidon*, la *fécule ;* la *poix de Bourgogne ;* la *stéarine*, le *suif ;* les *cires végétales ;* la *cire minérale ;* la *poudre de curcuma* et la *sciure de bois !*

COCHENILLE

La cochenille est également l'objet de manipulations très variées.

Pour lui donner du poids et l'aspect d'une bonne cochenille grise, on l'imprègne de *céruse*, de *talc*, d'*oxyde de zinc*, de *sulfate de baryte*, de *margarine*, de *limaille de plomb* ou de *soudure*.

Pour la lustrer, on la roule dans la *plombagine*.

Épuisée de son principe colorant, on la vend néanmoins telle, au détriment de celui qui espère en retirer quelque chose ; d'aucuns cependant lui donnent une teinte factice en la trempant dans *une solution de bois de campêche*.

Les résidus de cochenille ou la poudre de celle épuisée, réunies au *campêche*, à la *terre argileuse*, à l'*orseille*, au *sable* ou au *verre pilé*, servent à la fabrication de la fausse cochenille. On fait de ce tout une pâte, au moyen d'un mucilage, et on la moule en petits grains, métamorphosés immédiatement en véritable cochenille.

10

COLLE

La colle forte renferme souvent du *cuivre*, du *plomb*, de la *craie*, de l'*oxyde de zinc* et du *carbonate de plomb*, ajoutés à la colle, sous le prétexte fallacieux de lui donner une plus grande force adhésive.

La fausse colle de poisson se fabrique avec des *nerfs de bœuf* ou des *membranes intesti- nales de veau*, de *mouton* ou de *cheval*.

CORDES

On fraude même les cordes dépassant une certaine grosseur, en introduisant dans leur fabrication des *débris de cordages usés*. Cette fraude peut constituer un danger grave, les cordes ainsi fabriquées se rompant au moindre effort.

CORNE

La corne ordinaire s'imite aisément au moyen de *gélatine durcie* par des procédés chimiques.

La corne de cerf se fabrique avec des *râpures d'os de bœuf.*

CRIN

Au crin animal on adjoint du crin végétal.

EAU DE FLEURS D'ORANGER

Les eaux de fleurs d'oranger, vendues dans le commerce, sont de qualités très diverses.

Les unes proviennent non seulement de la distillation de la fleur de l'oranger, mais aussi des *fruits* et des *feuilles* de cet arbre ; les autres sont largement additionnées d'eau ; d'aucunes enfin sont fabriquées avec des *essences diverses* et de la *magnésie* mêlées à quelques gouttes d'*essence de fleurs d'oranger*.

EAUX MINÉRALES

En outre des industriels qui vendent de l'eau parfaitement ordinaire dans des bouteilles, parfaitement étiquetées à une marque minérale quelconque, il en est qui fabriquent tranquillement leurs eaux minérales *naturelles* dans les laboratoires ; celles puisées à la source sont parfois allongées d'*eau ordinaire*, addition qui a le désavantage d'amoindrir les propriétés de l'eau minérale, augmentée de volume par ce procédé.

ÉCAILLE

La *corne* est le principal agent entrant dans la fabrication de l'écaille factice ; mais, avec des *feuilles de gélatine* superposées, entre lesquelles on introduit une matière colorante, on obtient aussi une écaille possédant toutes les dégradations de nuances et les tâches de la véritable.

Quant à la corne, pour lui donner l'aspect de l'écaille, on la traite de différentes manières : par le *nitrate d'argent*, le *nitrate de mercure*, l'*or* dissous dans l'eau régale, le *rouge d'aniline*, le *rouge de cochenille*. On transforme également la corne en véritable écaille en la frottant avec une pâte composée de *litharge*, de *lessive de mercure* et de *chaux*.

ÉMÉTIQUE

Les estomacs, trop chargés, qui ont recours à l'émétique, absorbent parfois, en son lieu et place, du *sulfate de potasse*, humecté préalablement avec une solution d'émétique.

Nous igorons si les résultats obtenus sont les mêmes !

EMPLATRES

Les emplâtres, vendues à la grosse, sont toujours sophistiquées par les droguistes qui se livrent à leur fabrication.

C'est ainsi que les emplâtres de diachylon sont faites d'un *mélange de craie, triturée dans un peu de vinaigre ;*

Que les emplâtres de ciguë sont verdies au *sel de cuivre*, au *curcuma* ou à l'*indigo ;*

Que les emplâtres mercurielles, *privées de la plus grande partie de leur mercure*, sont colorées à l'*indigo* ou à la *plombagine*.

Et on parle de l'effet produit par un cautère sur une jambe de bois!

ÉPONGES

L'éponge est l'objet de maintes tromperies sur sa qualité ; on va même, comme pour les bouchons, à la *fabriquer de toutes pièces!*

On fraude l'éponge par l'introduction dans ses mailles de *sable* et de *petits cailloux*, retenus au moyen d'eau gommée ; certaines éponges, vendues au poids, contiennent jusqu'à quarante pour cent de sable ou de ces cailloux.

Les belles sont *blanchies* artificiellement à l'aide du *chlore* ou de l'acide sulfureux.

Enfin, on confectionne parfaitement l'éponge avec de la *gutta-percha*, rendue poreuse par

insufflation d'air dans sa masse à demi fondue.
A part certaines nuances, ce produit factice a
toutes les apparences du naturel.

ESSENCES

Il n'est pas de produit plus falsifié que les
essences, additionnées le plus souvent d'*huiles
grasses*, d'*alcool*, de *résines* et mélangées à des
essences de moindre valeur, à du *chloroforme*
ou à des *teintures de savon*.

Citons quelques exemples :

L'ESSENCE D'AMANDES AMÈRES, fabriquée avec
l'*essence de mirbane*, de *nitrobenzine*, l'*alcool*,
le *chloroforme*, l'*essence artificielle d'amandes
amères*.

L'ESSENCE D'ANIS est remplacée par un mélange de *savon animal à base de soude*, d'es-

sence de savon, d'*alcool* et d'un soupçon *d'essence d'anis*.

L'ESSENCE DE SPIC se fait aisément avec celle de *romarin* ou de *térébenthine*.

L'ESSENCE DE BERGAMOTE se débite sous la forme d'un composé d'*huile d'olive* ou d'*amandes douces*.

L'ESSENCE DE CAJEPUT s'obtient avec des *huiles grasses*, des *essences de romarin* ou de *camphre* et est colorée avec des *sels de cuivre* ou de la *teinture de millefeuilles*.

L'ESSENCE DE CAMOMILLE n'est fréquemment qu'un mélange hybride *des essences de citron* et de *térébenthine*.

L'ESSENCE DE CANELLE est préparée avec des *feuilles de cannelier*, des *débris de mauvaise canelle* et de l'*essence de girofle*.

L'ESSENCE DE CITRON se vend, mélangée avec

celle de *térébenthine,* ou additionnée d'*huiles fixes,* de *paraffine* et de *pétrole rectifié.*

L'ESSENCE DE CORIANDRE se mélange à celle d'*orange.*

L'ESSENCE D'EUCALYPTUS contient de l'*alcool,* de l'*essence de copahu* ou de *térébenthine,* des *huiles fixes.*

L'ESSENCE DE FLEURS D'ORANGER est fréquemment falsifiée avec de l'*essence d'orangette,* le *nérolé de fleurs douces,* l'*huile de ricin* et l'*essence de térébenthine.*

LES ESSENCES DE FRUITS sont toutes falsifiées à l'aide de mélanges comprenant des *acides organiques* et des *éthers composés,* et colorés de façon à rappeler la teinte des fruits.

On a même publié des formules pour la fabrication artificielle d'une certaine quantité d'essences de fruits, destinées à communiquer leur odeur et leur saveur à des imitations de fruits, des liqueurs de table, des glaces ou des bonbons.

L'ESSENCE DE GENIÈVRE est mélangée à celles de *lavande*, de *térébenthine* ou de *spic*.

L'ESSENCE DE GÉRANIUM, *qui sert à falsifier l'essence de rose* est elle-même sophistiquée ; on en trouve contenant du *cuivre*, de l'*alcool* et de l'*essence de copahu*.

L'ESSENCE DE GIROFLE contient de l'*alcool*, du *phénol*, de la *teinture de girofle* et des *huiles fixes*.

L'ESSENCE DE LAVANDE n est le plus souvent qu'un produit de l'union des essences de *spic* et de térébenthine, mêlées à de l'*alcool*.

L'ESSENCE DE MENTHE est falsifiée par le moyen de l'*huile de ricin*, l'*alcool*, les *essences de térébenthine* ou de *copahu*, de *moutarde* et de *gingembre* ou d'*érigeron*.

L'ESSENCE DE MOUTARDE est fabriquée avec la *benzine*, l'*huile de ricin*, l'essence de *girofle*, le *sulfure de carbone*, le *pétrole rectifié* et l'*alcool*.

L'ESSENCE DE ROMARIN se fait avec de l'*essence de térébenthine*, du *camphre* et très peu de romarin.

L'ESSENCE DE ROSE vient le plus souvent de tous autres produits que de la rose ; on la trouve, dans le commerce, fabriquée avec des *huiles grasses*, de l'*alcool*, du *blanc de baleine*, des essences de *santal*, de *géranium*, de *bois de Rhodes*.

Certains industriels vendent comme essence' de rose des flacons remplis de *gélatine* tremblante, recouverte d'une couche d'essence pure.

L'ESSENCE DE SASSAFRAS est généralement mélangée avec celle de *girofle*, de *térébenthine* et de *lavande*.

L'ESSENCE DE TÉRÉBENTHINE, si employée à la sophistication des autres essences, est peu falsifiée ; on lui ajoute quelquefois de la *colophane* ou de l'*huile pyrogénée*.

ÉTAIN

L'étain, qu'on vend déjà fortement additionné de *cuivre*, de *fer*, d'*antimoine*, d'*arsenic* et de *zinc*, renferme souvent, en notable proportion, du *plomb* qui lui enlève une grande partie de sa valeur.

EXTRAITS

Les extraits sont généralement fraudés.

Celui de BELLADONE renferme du *cuivre métallique*.

L'EXTRAIT DE CAMPÊCHE est amplement mélangé de *terre argileuse*, de *sable*, de *terre épui-*

11

sée, de *sciure de bois* et de *mélasse*.

Cet extrait colorant est aussi parfois additionné de *résidus de galles*, de *sumac* et d'*extrait de châtaignier*.

L'EXTRAIT DE CHIENDENT est fraudé au moyen de *celui de moût de vin*.

L'EXTRAIT DE GENIÈVRE est falsifié avec de la *fécule de pomme de terre* ou du *suc de réglisse*.

L'EXTRAIT DE MONÉSIA est additionné de ceux de *ratanhia* ou de *réglisse*; parfois on y substitue, purement et simplement l'*extrait de campêche*.

L'EXTRAIT DE QUASSIA se fait avec de la *racine de gentiane* mêlée à quelque peu de *poudre* ou de *raclure de quassia*.

L'EXTRAIT DE QUINQUINA est additionné d'un *mélange de gomme arabique* et de fécule; d'aucuns vendent aisément, sous son nom, des extraits d'*écorce de saule*, de *gentiane* et de *marronnier*.

L'EXTRAIT DE RATANHIA n'est souvent que de la *gomme Kino*.

L'EXTRAIT DE RHUBARBE contient de l'*alcali* ; on le fabrique aussi avec des résidus de *décoctions* et de *teintures diverses* mêlées à des rhubarbes de mauvaise qualité.

FÉCULE

La *craie*, le *plâtre*, la *poudre d'albâtre*, l'*argile blanche*, la farine sont les agents à l'aide desquels on falsifie la fécule.

FOIN

Mouillée abondamment, arrosée de *poussière humide*, de *foin de mauvaise qualité*, de *graines*, de *criblures*, de *déchets*, de *balayures*, le tout humidifié intelligemment, une botte de foin est d'un rapport satisfaisant.

GAÏAC

On ajoute à la poudre de bois de gaïac des *poussières* quelconques et de la râpure de *bois de buis*.

GARANCE

Il entre dans la confection artificielle de ce produit : de l'*eau*, de l'*ocre rouge* ou *jaune*, de la *brique pilée*, des *coques de cacao* et d'*amandes*, du *son*, de l'*argile jaunâtre*, du *sable jaune*, de la *sciure de bois*, de l'*écorce de pin*, des *bois d'acajou*, de *campêche*, de *santal* et de *sapin*.

GENTIANE

Mêlée à des racines d'*ellébore*, d'*aconit*, de *belladone* et de *patience*, elle n'en constitue pas moins, aux yeux du marchand, d'excellente gentiane pure de toute fraude.

GLYCÉRINE

La glycérine, si préconisée pour la guérison des engelures, est parfois mélangée frauduleusement de *dextrine*, de *miel*, de *sirops de sucre* ou de *glucose*.

GOMME ARABIQUE

La meilleure gomme arabique, ainsi dénommée parce qu'elle vient du Sénégal, est presque

toujours mélangée avec des gommes inférieures : d'*Inde*, de *Barbarie*, de *Bassora* ou de
pays.

On l'imite également au moyen de la *dextrine*.

En poudre, on la mélange avec des *fécules
de pomme de terre*, de l'*amidon*, de la *farine*,
de la *semoule* et de la *craie*.

GUANO

Le guano, en raison de sa cherté, est un
produit fréquemment fraudé.

Les principales manières de le traiter sont :
l'addition d'*eau*, de *sciure de bois*, de *plâtre cru*
ou *cuit*, de *craie*, de *sable*, de *terre jaune*.

On fabrique aussi du faux guano avec un
mélange composé de *sulfate* et de *phosphate
de chaux*, du *sel marin*, un peu de *carbonate
calcique* et de *chiffons de laine*, dissous par
l'action de la vapeur d'eau à haute pression.

GUIMAUVE

On blanchit la racine de guimauve à l'aide du *carbonate de chaux*.

HOUBLON

Quand le houblon est *épuisé* ou *dépouillé* de *lupulin,* son principe actif, il est des pharmaciens ou des herboristes qui l'achètent, très bon marché, pour le revendre, avec bénéfice honnète, sous forme de houblon frais.

On soufre également les vieux houblons moisis et secs, pour les rajeunir.

INDIGO

Se falsifie avec le *sous-oxyde de plomb*, l'*ami-*

don, l'*argile calcaire*, la *laque de campêche*, le *bleu de Prusse* et l'*iodure d'amidon*.

IODE

Nombreuses sont les matières *aidant* à fabriquer ce produit, d'un prix élevé !

Telles sont : l'*ardoise pilée*, le *sable*, la *houille*, le *charbon en poudre*, le *sulfure de plomb*, le *peroxyde de manganèse*, la *plombagine*, l'*iodure de soufre*, les *battitures de fer*, le *chlorure de magnésium* et de *calcium*, le *bitartrate de potasse* et enfin l'*eau*.

LAINE

La fraude de la laine est d'une simplicité digne des premiers âges ; on imprègne les toisons de *sable* ou de *terre* pour les alourdir, ou on les lave à l'*eau de mer*, ce qui les charge en sel et *augmente le poids* de la laine.

LEVURE

Se falsifie par le moyen de la *fécule,* des *farines* ou de la *craie*.

MANNE

Des gens ont *inventé* une manne faite de *glucose* et d'*amidon;* d'autres inventeurs ont imité la manne grasse avec un mélange de *miel,* de *glucose,* de *scammonée* et de *résine de jalap*.

Enfin, avec les vieilles mannes, gâtées ou non, on en fabrique de nouvelles, en mélan-

11.

geant les premières à de la *farine*, du *miel*, des *substances purgatives*, de la *cassonade*, du *sulfate de soude*.

MUSC

Le génie inventif des fraudeurs s'est donné libre carrière dans la sophistication d'une substance si chère. Aussi, il n'est pas de moyens qu'ils n'emploient pour retenir le plus possible, à leur profit, partie de cette matière si diffusible.

Quand le musc est vendu en poche, on introduit dans celle-ci, pour l'augmenter de poids, des matières étrangères telles que du *plomb*, du *fer*, des *pierres*, du *cuir*, du *papier*, des *fragments de tendons*, du *linge*, du *musc artificiel* ; on fabrique aussi de fausses poches, avec des morceaux de peau de chevrotain, et on les remplit de musc falsifié.

Hors de sa poche, le musc est additionné

des produits les plus variés : le *charbon pulvérisé*, le *tabac*, le *sang desséché* et réduit en
poudre, le *marc de café*, la *gélatine*, la *colle de
peau d'âne*, des *membranes*, des *poils*, de la
fiente desséchée d'oiseaux, de l'*asphalte !* du
benjoin, de la *cire*, du *styrax*, du *noir animal*,
des *extraits végétaux*, des *corps gras*, des *résines*, du *sable*, du *sel ammoniac*.

Nul doute qu'on mélange le musc d'autres
produits plus bizarres encore.

NOIX DE GALLE

De la *terre glaise, façonnée et colorée* avec
une solution de *sulfate de fer*, produit une
fausse noix de galle à peu près présentable,
mais aux effets bien différents de ceux des
véritables.

OPIUM

Outre les opiums agrémentés d'*argile*, de *cire*, de *gomme*, de *jus de réglisse*, de *poix fondue*, de *farine de lentille*, de *raclures de pavot*, de *pulpes de fruits*, de *raisins*, d'*œufs*, de *galipot*, de *brique pilée*, de *marbre*, de *salep*, de *narcotine*, de *sucre*, de *tubercules d'hélianthe* ou *dahlia*, de *bulbes de colchique*, de *racines d'aunée*, d'*inuline*, de *fugine*, d'*huile de lin*, de *graine de sésame*, de *sucs de laitue*, d'*extraits de cachou*, on fabrique de faux opiums avec de la *bouse de vache* et de l'*argile !*

PAINS A CACHETER — AZYMES

Les pains à cacheter, en *gélatine*, au lieu d'être confectionnés en farine de froment, sont souvent colorés par des substances minérales, telles que des mélanges de *sulfates de cuivre* et de *fer*.

On rencontre aussi l'*hostie de fécule*, en lieu et place de celle de farine !

PEINTURE EN BATIMENT

On lit dans Baudrimont :

L'entreprise de peinture en bâtiment comprend la peinture, la dorure, la tenture, la vitrerie. Les fraudes principales, en peinture, consistent :

1° A faire payer des couches de peinture qu'on ne donne pas ;

2° A faire payer des couches de peinture à la colle pour des couches à l'huile, et des enduits à la colle comme étant des préparations à l'huile ;

3° A faire des enduits, sur plâtre, sans imbiber celui-ci d'une couche d'impression ;

4° A faire des décors sur des enduits préparés de la sorte sans donner de couches ;

5° A faire des enduits comme il est dit ci-dessus, et à ne donner qu'une couche au lieu de trois ;

6° A imbiber d'eau les plâtres au moment de les peindre pour qu'ils absorbent moins d'huile.

Les fraudes dans la *qualité des marchandises* consistent :

1° A mêler, dans le blanc de zinc et dans la céruse, de la craie (carbonate de chaux), du *sulfate de baryte* ou toute autre substance blanche d'un prix insignifiant ;

2° A employer des liquides alcalins, composés d'eau et de substances sans valeur, pour remplacer l'huile et l'essence ;

3° A employer un vernis inférieur pour le vernis de première qualité.

Les fraudes dans la vitrerie portent sur les choses suivantes :

1° Faire payer du verre de deuxième choix pour du premier, et du verre de troisième pour du second ;

2° Faire payer du verre demi-double pour du double, et du simple pour du demi-double;

3° Poser du verre sur châssis de toit sans être à bain de mastic;

4° Fournir du verre demi-blanc pour du verre blanc, quels que soient l'épaisseur et le choix.

Pour la dorure :

1° Faire payer des travaux préparatoires qu'on n'exécute pas ;

2° Fournir de l'or à un titre et à un poids différents de ceux convenus, et même, dans certains cas, fournir du cuivre (*or d'Allemagne*) à la place d'or.

Pour la tenture :

1° Faire payer certains apprêts qu'on ne fait pas ;

2° Fournir des papiers d'un prix différent de celui convenu.

PETIT-LAIT

On substitue au petit-lait naturel, une composition dans laquelle entrent du *sucre de lait*, de l'*alun*, du *sel marin*, du *sel de nitre*, du *vinaigre*, du *sirop de nerprun*.

PLATRE

On y mêle simplement de la *craie* en poudre.

POIX DE BOURGOGNE

A la vraie, on ajoute un mélange de *colophane*, d'*huile de palme* et de *plâtre*.

La fausse se fabrique avec de la *résine jaune* ou du *galipot* et de la *térébenthine de Bordeaux*.

POTASSE

Mélangée de *sable*, de *brique* ou de *terre*, elle accroît de poids, et, ainsi vendue, rapporte un plus grand bénéfice au fraudeur.

Certaines potasses sont aussi additionnées d'*eau*, de *soude*, de *sel marin* et de *sulfate de soude*.

POUDRES INSECTICIDES

La poudre de pyrèthre du Caucase, la seule ayant une action absolument efficace sur les insectes nuisibles à l'agriculture, est fraudée, de manières multiples, quand on ne lui substitue pas entièrement des compositions telles que le *sumac*, le *jalap*, la *coque du Levant*, le *quassia*, la *noix vomique*, la *gentiane*, la *sciure de bois*, le *gaïac*, l'*ocre jaune*, l'*arsenic*.

QUINQUINA

En écorce, le quinquina est largement mélangé à d'autres écorces, telles que celles de *cerisier*, de *marronnier d'Inde*, de *prunier*, de *saule*, de *chêne*. Des quinquinas ayant déjà subi une décoction sont remis impudemment en circulation et mêlés à de bonnes écorces.

La poudre de quinquina rouge est parfois falsifiée par la *poudre de santal rouge*; la *poudre de coques d'amandes douces* va aussi remplacer, dans de vastes proportions, son équivalent de *quinquina calisaya*.

RÉGLISSE

On trouve dans le commerce des racines
dites de *réglisse de Russie*, et substituées à la
véritable racine. Quant à la poudre, on la
mélange avec celle de *gaïac*.

RÉSINES

Sont sujettes à de nombreuses fraudes.
Outre les additions de *terre* ou de *sable*, on
mélange les résines chères avec des *résines
inférieures*.

RHUBARBE

La rhubarbe exotique est remplacée par une

racine de rhubarbe cultivée dans la banlieue de Paris.

La poudre est falsifiée au moyen d'*ocre jaune*, de *matières amylacées*, de *curcuma*.

SAFRAN

Pour le rendre plus lourd, on l'additionne de *craie*, de *plâtre cru*, d'*argile* ou de *sulfate de baryte*, colorés au *miel* ou à la *glycérine*.

On le modifie largement, par l'introduction de matières telles que le *plomb*, le *sable*, l'*huile*, les fleurs de *safran bâtard*, l'*eau*, les *pétales de souci*, celles de *saponaire*, les *fleurs de grenadier*, le *chardon*.

Enfin, comme poudre de safran, on vend un mélange d'*amandes*, de *safran*, de *jaunes d'œufs cuits*.

Etrange !

SALSEPAREILLE

N'est souvent que le produit de la réunion des *jeunes pousses de houblon* à celle de l'*asparagus officinalis*. Vendue en bottes, elle n'est salsepareille qu'à l'extérieur, l'intérieur étant rempli de produits absoluments étrangers à cette racine, et, en outre, parfois surchargés de terre.

SANGSUES

Les sangsues sont mêlées à d'autres, *malades, gorgées de sang,* ou *bâtardes*, c'est-à-dire non organisées pour entamer la peau.

SAVONS

Pour falsifier les savons, on leur incorpore de la *silice,* de la *farine,* de la *fécule,* du *sili-*

cate de soude, de l'*alumine*, du *talc*, des *terres argileuses*, de l'ocre, du *plâtre*, de la *chaux*, du *sulfate de baryte*, de la *gélatine*, des *huiles de graisses* et des *graisses*, des *matières résineuses* !

STRYCHNINE

On la falsifie avec de l'*amidon*, du *sulfate de chaux* et de la *magnésie*.

SUCS

Le suc de citron est souvent étendu d'*eau;* on y ajoute également du *jus concentré de bergamote*, de l'*eau de mer*, du *vinaigre*, des *acides acétique*, *nitrique*, *chlorhydrique*, *sulfurique et tartrique*.

Les sucs d'herbes sont remplacés par ceux

de plantes étrangères, et, colorés avec du *caramel*; on les aromatise de *fenouil*, de *cerfeuil*, etc.

Le SUC DE RÉGLISSE est additionné de *fécule* ou de *farine*, de *paille*, de *sable*, de *débris minéraux*, d'*extrait de châtaignier*, de *glucose* et d'un suc tiré de *plantes fourragères*.

Le SUC DE SUREAU est avantageusement remplacé, parfois, par de la *pulpe de poire* ou de *prune*.

TABAC

Le *tabac à priser* est celui sur qui se porte particulièrement la fraude, et la plus simple consiste à le *mouiller*, ou à le maintenir dans un endroit humide, pour ajouter à son poids.

Mais, certains industriels ne se bordent pas à cela, ils mèlent au tabac en poudre de la chicorée, du *foin,* du *varech,* de la *rhubarbe,* de la *sciure de bois d'acajou,* de la *râpure de tan,* de la *poudre de mottes à brûler,* du *noir de fumée,* du *noir d'ivoire,* de l'*alun,* de l'*ocre jaune,* du *carbonate de potasse,* du *sel marin,* du *sulfate de fer* et de *cuivre,* du *salpêtre,* de la *crème de tartre,* de la *pulpe de tamarin,* du *marc de raisin,* de la *mélasse,* du *cinabre,* de l'*orpiment,* du *chromate de plomb* et du *sulfure d'antimoine !*

On a trouvé de tout cela dans différents tabacs à priser ! Et dire que nombre d'individus ont aspiré avec délices ces manipulations aussi multiples qu'étranges !

Le *tabac à chiquer* obtient parfois sa couleur sombre et son brillant par le moyen d'une ébullition dans une eau où l'on a fait macérer du tabac à fumer, additionné de *sulfates de cuivre* et de *fer.*

Certains *tabacs à fumer* sont imprégnés d'*azotate de soude.*

Quant aux cigares, dits de la Havane, nombreux sont faits d'horribles tabacs d'Allemagne, ou des Etats-Unis, et recouverts d'une belle feuille de tabac de cette colonie espagnole.

TÉRÉBENTHINE

On la fabrique artificiellement avec de la *colophane*, une *huile grasse* et quelques gouttes de *térébenthine*.

VIOLETTE

Est remplacée par la *Viola calcarea* ou mélangée avec la *fleur de pensée*.

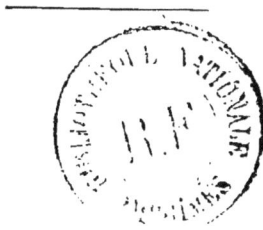

TABLE DES MATIERES

ÉVREUX, IMPRIMERIE DE CHARLES HÉRISSEY.

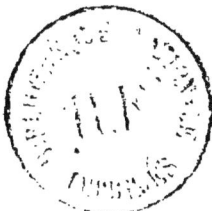

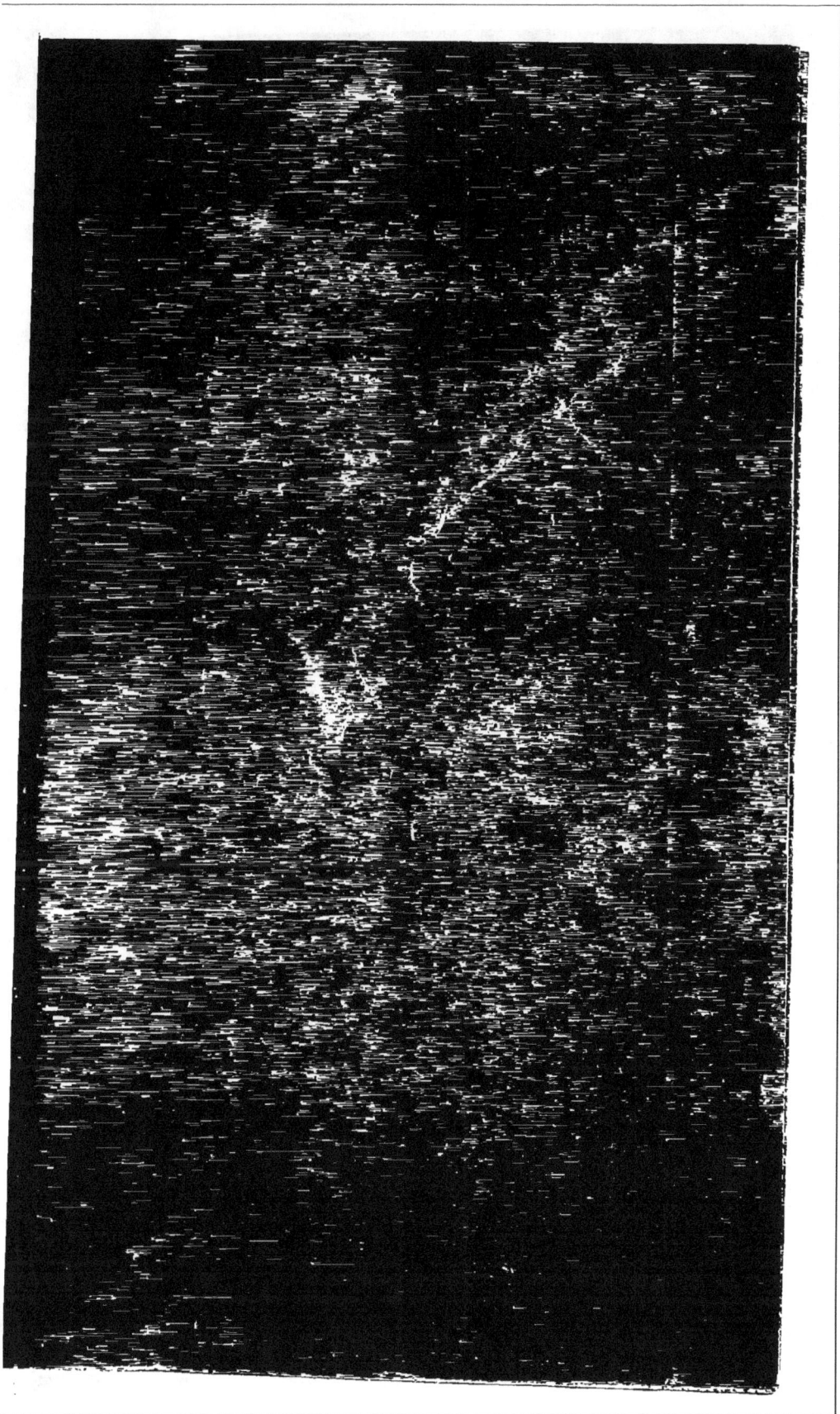

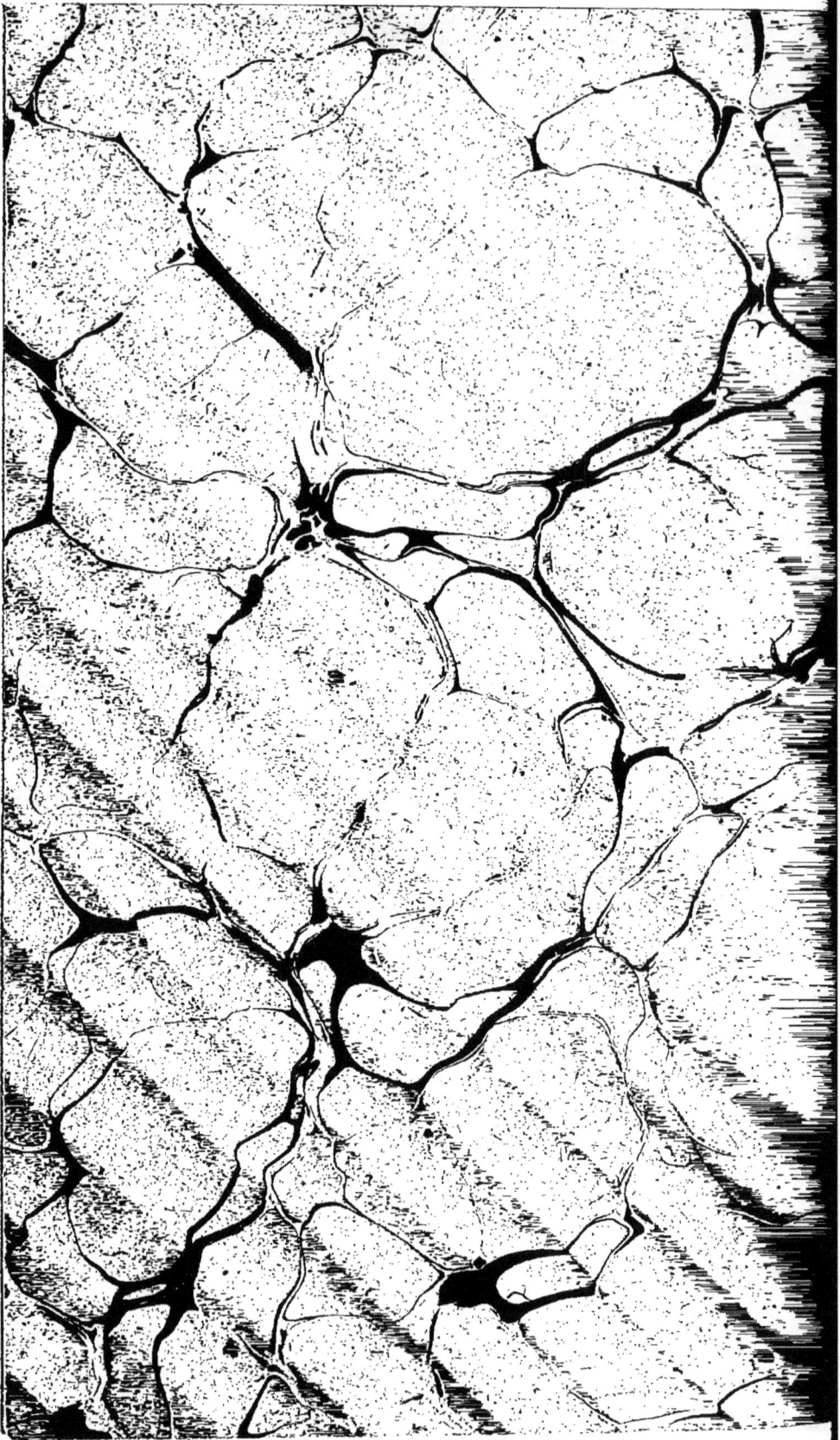

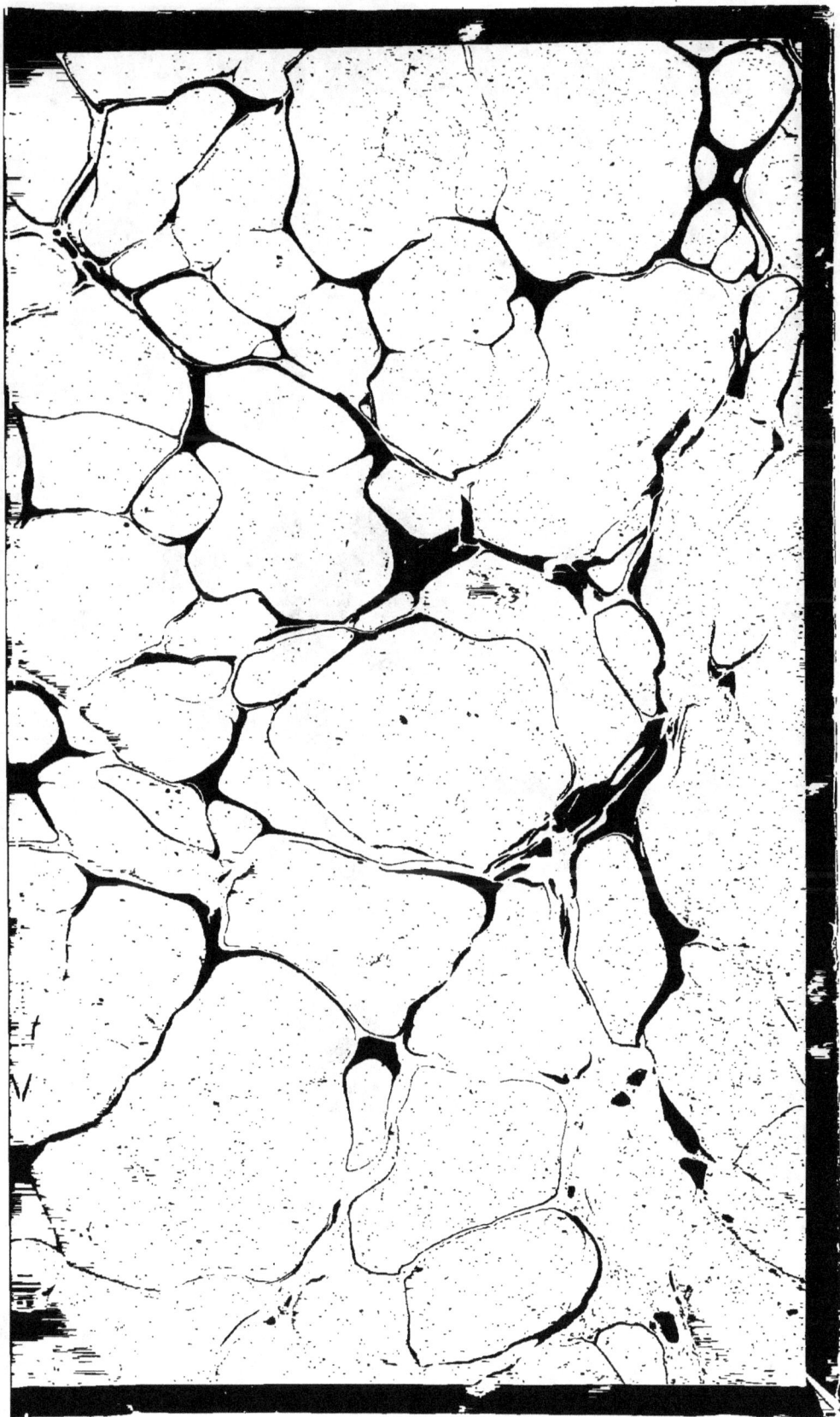

www.ingramcontent.com/pod-product-compliance
Lightning Source LLC
Chambersburg PA
CBHW072303210326
41519CB00057B/2609